VEGETARISCH ODER VEGAN

ABER RICHTIG!

Eure Nahrungsmittel sollten Heilmittel –
und eure Heilmittel sollten Nahrungsmittel sein.

Hippokrates (Griechenland, 460–370 v. Chr.)

Dr. med. Udo Böhm   Dr. med. Irene Epple-Waigel

VEGETARISCH ODER VEGAN
ABER RICHTIG!

Vorteile und Risiken – Ernährungswissen
für Vegetarier und Veganer sowie für die
medizinische Ernährungsberatung

INHALT

VORWORT

Eine gesunde Ernährung liefert uns alles, was wir an „Betriebsstoffen" zum Leben benötigen, und vermeidet möglichst alle Stoffe, die uns schaden können. Sie ist notwendiger Bestandteil eines gesunden Lebensstils und in der modernen Medizin die unverzichtbare Basis für jegliche erfolgreiche Prävention und Therapie. Optimalerweise dient eine gesunde Ernährung außerdem gleichzeitig unserer Umwelt und unseren Mitgeschöpfen: Sie verringert die Ausbeutung der Natur, die Belastung mit Schadstoffen, den Bedarf an industriell gefertigten Lebensmitteln, den Klimawandel, den Welthunger und das Leid von Tieren. Immer mehr Menschen wollen sich deshalb aus gesundheitlichen und ethischen Gründen vegetarisch oder vegan ernähren.

Längst ist nachgewiesen, dass eine pflanzlich orientierte Ernährung gesünder ist als die weit verbreitete moderne westliche Standardernährung oder „Zivilisationskost" mit einem Zuviel an Fleisch, tierischem Eiweiß, gesättigten Fettsäuren, verarbeiteten Kohlenhydraten, schadstoffbelasteten Lebensmitteln und einem Zuwenig vor allem an essenziellen Mikronährstoffen, sekundären Pflanzenstoffen oder Antioxidanzien. Vegetarier und Veganer ernähren sich nicht nur gesünder, sondern pflegen auch meist einen gesundheitsbewussteren Lebens-stil. Zudem hat sich ihr Ernährungswissen in den letzten Jahren erfreu-licherweise dank entsprechender Veröffentlichungen deutlich verbes-sert. Dennoch stellen wir immer noch fest, dass sich viele Menschen – auch Vegetarier und Veganer – nicht so gesund ernähren, wie es ihnen eigentlich möglich wäre. Vielfach wissen sie nicht, wie wirklich „gesunde" Ernährung tatsächlich zusammengesetzt sein sollte, und sie nehmen den Zusammenhang zwischen Ernährung, Umwelt und Gesundheit nicht ausreichend wahr. Oder sie sind sich nicht bewusst, dass jede Art von Ernährung, die auf Dauer falsch betrieben wird, zu gravierenden Nährstoffmängeln und zu Krankheiten führt. Eine gute Ernährungsplanung und medizinische Diagnostik hilft, solche Mangel-zustände entweder frühzeitig zu erkennen oder – noch besser – erst gar nicht entstehen zu lassen.

Aus langjähriger Tätigkeit im ärztlichen Alltag und eigenen Erfah-rungen mit vegetarischen Ernährungsweisen haben wir gemeinsam dieses Handbuch zur praktischen Umsetzung einer gesunden vegeta-rischen oder veganen Ernährung entwickelt. Wir führen dabei unser Wissen und unsere Erfahrungen zusammen: Udo Böhm beschäftigt sich als Orthomolekular- und Mikronährstoffmediziner seit Langem mit der Prävention und Therapie von Erkrankungen durch den Einsatz von Mikronährstoffen. Er arbeitete als Präventionsmediziner in einer großen allgemeinärztlichen Praxis, engagiert sich seit vielen Jahren in der Ausbildung von Ärzten und hat zahlreiche Fachbücher verfasst. Die ehemalige Leistungssportlerin und Olympiamedaillengewinnerin Irene Epple-Waigel ist Ärztin und lebt seit Jahren vegetarisch. Sie hat sogar an sich selbst erfahren (siehe Seite 16), dass Nährstoffmängel auftreten, wenn man sich nicht optimal ernährt.

Die Prävention und Behandlung von Ernährungsfehlern und Nährstoffmängeln sind auch wichtige ärztliche Aufgaben und müssen mit großer Sorgfalt und spezifischem Fachwissen vermittelt werden. Dieses Handbuch soll dazu beitragen, mögliche Wissens- und Versorgungsdefizite rund um die vegetarische und vegane Ernährung zu schließen.

Wir haben uns zum Ziel gesetzt, in diesem Buch die vegane und vegetarische Kost der heute zunehmend üblichen und negativ besetzten „westlichen Ernährung" gegenüberzustellen und konkrete Anregungen zu geben, was berücksichtigt werden muss, damit sie auch im Alltag alle Voraussetzungen für eine „gesunde" Ernährung erfüllen kann. Wir möchten Ihnen mit diesem Buch durch eine gut geplante Lebensmittelauswahl und gezielte Ergänzung von Mikronährstoffen die optimierte Umsetzung vegetarischer oder veganer Ernährung im Alltag ermöglichen. Dieses Buch enthält bewusst keine Kochrezepte. Es soll die Vorteile einer pflanzenorientierten Kost darstellen und zeigen, wie potenzielle Risiken vermieden werden können. Unsere konkreten Empfehlungen für die medizinische Diagnostik bei diesen Ernährungsweisen richten sich an Laien und Therapeuten gleichermaßen. Wir hoffen, es gelingt uns, Ihnen mit diesem Buch eine gesunde vegetarische oder vegane Ernährung zu erleichtern.

Udo Böhm und Irene Epple-Waigel

Kapitel

Unsere persönlichen Erfahrungen
mit vegetarischer und veganer Ernährung

1 UNSERE PERSÖNLICHEN ERFAHRUNGEN MIT VEGETARISCHER UND VEGANER ERNÄHRUNG

Am Anfang dieses Ratgebers berichten wir Ihnen von unseren eigenen Erfahrungen mit „gesunder" Ernährung. Wir hinterfragen uns dabei natürlich selbst und wollen Ihnen damit ein Gefühl dafür vermitteln, warum wir uns so intensiv und auch so besorgt mit diesem wirklich bedeutsamen Thema der Medizin beschäftigen, das zwar die Grundlage für Gesundheit darstellt, aber so oft vernachlässigt wird.

1.1 Irene Epple-Waigel: Vegetarische und vegane Ernährung für die eigene Gesundheit

Im Jahre 1973 – ich war gerade einmal 15 Jahre alt – wurde ich als alpine Skirennläuferin Mitglied der deutschen Skinationalmannschaft. 13 Jahre Hochleistungssport mit Höhen und Tiefen, Erfolgen und Misserfolgen, Siegen und Verletzungen hinterließen Spuren und wirken bis heute. Zwei Silbermedaillen, zwei Weltcups in der Vitrine, Erinnerungen, lebenslange Freundschaften, gelegentlich noch Ehrungen und Jubiläen, eine nicht nachlassende Freude an Bewegung und Natur – das ist die positive Bilanz. Leistungssport bedeutete für mich nie einen Verzicht auf Kindheit oder Jugend. Unser Spielplatz war die Piste, unsere Leidenschaft das Skifahren. Mit dem Skizirkus reisten wir in die schönsten Skigebiete der Erde, lebten in noblen Unterkünften, standen im Rampenlicht – für unsere Verhältnisse damals beachtlich viel Glamour! Dieses Leben erschien uns viel aufregender als Diskotheken, Feten, Alkohol oder Drogen. Selbstverständlich gingen auch wir in die Disco, um Erfolge zu feiern und Niederlagen zu vergessen …

Aber es gibt auch Schattenseiten: Verletzungen und Überlastungen führten bei mir zum vorzeitigen Verschleiß vieler Gelenke. Im Alter von

42 Jahren wurde eine weit fortgeschrittene Kniegelenksarthrose diagnostiziert – als Folge eines Kreuzbandrisses aus dem Jahre 1977. Sehr spät – erst vor wenigen Jahren – begriff ich: Auch die Seele war nicht verschont geblieben. Große Leistungsbereitschaft und die Fähigkeit, über eigene Grenzen zu gehen, Perfektionismus und Ehrgeiz, aber auch eine tief sitzende Angst vor dem Versagen hatten mich zu sportlichen Höchstleistungen motiviert. Die jahrelange Doppelbelastung durch Schule und Leistungssport erreichte ihren Höhepunkt, als im Jahr 1976 das Abitur und die erste Teilnahme an den Olympischen Spielen in Innsbruck zusammentrafen. Nur durch enorme Willenskraft und unter permanentem Zeitdruck schaffte ich die selbst gesteckten Ziele. Viel zu oft hatte ich das Gefühl, dieser Stressbelastung nicht gewachsen zu sein. Damals kamen mir die Freude am Tun und eine spielerische Leichtigkeit in der Bewältigung von Aufgaben abhanden. Ich musste später buchstäblich neu lernen, ohne hohe Leistungsansprüche ein glücklicher Mensch zu sein.

Allerdings helfen mir Fähigkeiten aus der Zeit des Leistungssports – wie Beharrlichkeit und Selbstdisziplin – heute enorm, mit gesundheitlichen Einschränkungen umzugehen und beispielsweise den Zeitpunkt für ein künstliches Gelenk hinauszuschieben. Dosierte Bewegung, genügend Entspannung und richtige Ernährung sind der Schlüssel. Ich verzichte auf Pistenskilauf, Joggen und Tennis und betreibe nur noch gelenkschonende Ausdauersportarten wie Skitouren, Bergwandern – möglichst ohne Abstieg – oder Radfahren. Beim Sport nutze ich zur Stabilisierung und Entlastung des Kniegelenks meistens eine Orthese, also eine Schiene. Meine alte und vor ein paar Jahren wiederentdeckte Leidenschaft für den Klettersport kräftigt die Muskulatur und hilft gegen Rückenschmerzen. Das Klettern führt mich wieder dorthin zurück, wo ich schon immer am liebsten war: in die Berge. Ich nehme mir regelmäßig Zeit für Physiotherapie, Yoga und Meditation.

1.1.1 Meine Ernährungsumstellung – für die Gelenke

Vor etwa zehn Jahren hörte ich auf Fleisch zu essen, weil ich überzeugt war, dadurch die degenerativen Prozesse in den Gelenken verlangsamen zu können. Später kamen ethische Gründe hinzu und je mehr ich über Massentierhaltung, Tiertransporte und das Leid unserer Mitgeschöpfe erfuhr, desto weniger nahm ich tierische Lebensmittel zu mir. Seit einigen Jahren ist meine Nahrung ganz überwiegend pflanzlich und besteht etwa zur Hälfte aus veganer Rohkost. Ich esse weder Fleisch noch Fisch und nur noch selten Eier oder Käse. Kuhmilch nehme ich höchstens zu mir, wenn es im Restaurant oder Café für einen Cappuccino keine Alternativen gibt. Ich setze gezielt Nahrungsergänzungsmittel ein, um im Labor nachgewiesene Mikronährstoffmängel auszugleichen und das Fortschreiten der arthrotischen Veränderungen aufzuhalten.

Mir liegt als Ärztin viel daran, genauer hinzusehen. Deshalb lasse ich regelmäßig Blutuntersuchungen machen. Im Laufe der Jahre wurde ich ziemlich ernüchtert! Ganz gleich ob mit herkömmlicher Mischkost, lakto-ovo-vegetarischer Kost oder veganer Rohkost – fast immer hatte ich einen Mangel an Mikronährstoffen, wie Vitamin B_{12}, Vitamin D, Eisen, Zink, Magnesium, Jod oder den Omega-3-Fettsäuren EPA und DHA, wenn ich sie nicht substituierte. Das liegt natürlich auch am erhöhten Bedarf durch Sport mit immer noch an die 30 Skitouren im Winter und ähnlich vielen Berg- und Radtouren im Sommer.

Umgekehrt musste ich überrascht feststellen, dass ein Zuviel eines bestimmten Nahrungsmittels auch zu einer gefährlichen Überdosierung eines Mikronährstoffs führen kann, wenn man nicht aufpasst! So erging es mir mit Paranüssen. Ich aß längere Zeit, etwa zwei bis drei Jahre, gerne Rohkostbrote und Rohkostriegel, die sehr viele Paranüsse enthalten. Paranüsse haben einen sehr hohen Gehalt an Selen, das bei zu hoher Zufuhr schädlich oder sogar giftig wirkt (siehe Seite 68 und 130).

Umgekehrt musste ich überrascht feststellen, dass ein Zuviel eines bestimmten Nahrungsmittels auch zu einer gefährlichen Überdosierung eines Mikronährstoffs führen kann, wenn man nicht aufpasst!

10 g Paranüsse (etwa 2 bis 3 Nüsse) enthalten etwa 190 µg Selen, wie wir bei den Recherchen für dieses Buch aus der Nährstoff-Datenbank des amerikanischen Landwirtschaftsministeriums errechnet haben. Demzufolge kann der von der DGE empfohlene Tagesbedarf für Erwachsene von 60 bis 70 µg Selen schon mit einer einzigen Paranuss gedeckt werden!

Als ich nachrechnete, stellte ich fest, dass ich mit nur einem dieser paranusshaltigen Rohkostriegel und einer Scheibe paranusshaltigen Brotes bereits 300 µg Selen aufgenommen hatte! Mehr als 400 µg Selen am Tag können langfristig zu einer bedenklichen Überdosierung führen. Mein persönlicher Selenspiegel im Vollblut stieg durch den Verzehr dieser Riegel und Brote – und ganz ohne eine zusätzliche Supplementierung von Selen! – auf 318 µg/l an. Der angestrebte optimale Wert sollte jedoch zwischen 121 bis 168 µg/l liegen!

Erst nachdem ich zwei Monate lang konsequent Paranüsse gemieden hatte, normalisierte sich der Selenspiegel wieder.

Als ich eine Zeitlang überwiegend vegane Rohkost aß, achtete ich nicht genügend auf ausreichende Protein- und Energiezufuhr und nahm innerhalb kurzer Zeit rapide ab. Allmählich wurden mir die

Fallstricke von theoretisch gesunden Ernährungsformen immer mehr bewusst. Ich wollte mir unbedingt fundiertes Wissen über die Mikronährstoffmedizin aneignen. Dankbar nahm ich die beratende Unterstützung durch den Mikronährstoffmediziner Dr. Johannes Wessolly an und griff Arthrose-Empfehlungen von Dr. Wolfgang Feil[1] auf.

Erst eine bessere Nahrungsmittelauswahl und Supplemente verbesserten meine pflanzliche Ernährungsweise und die Protein-, Energie- und Mikronährstoffbilanz. Endlich stellte ich eindeutig positive Wirkungen fest: deutlich weniger Schmerzen in den Gelenken, ein stabiles Körpergewicht, eine gesündere Haut und weniger Müdigkeit nach dem Essen. Die frische pflanzliche Kost schmeckt mir mindestens genauso gut wie die Ernährung meiner ersten fünf Lebensjahrzehnte, die viel weißen Zucker, tierische Fette und stark verarbeitete Lebensmittel enthielt. Ich gebe aber zu: Manchmal habe ich noch Gelüste auf den Kuchen meiner Mutter, Dampfnudeln oder Allgäuer Kässpatzen – und ich gebe ihnen nach.

Im Mai 2014 nahm ich an einem Wochenseminar des „Forum Orthomolekulare Medizin" am Gardasee teil. Dort lernte ich Dr. Udo Böhm als kompetenten Referenten und Autor mehrerer Fachbücher über rationelle Diagnostik und Therapie in der Mikronährstoffmedizin kennen. Er ist ein Verfechter pflanzlich orientierter, regionaler und saisonaler Küche. Ich fasste mir ein Herz und fragte ihn, ob er sich vorstellen könnte, einen medizinischen Ratgeber für Vegetarier und Veganer zu schreiben, der ihnen hilft, Nährstoffmängel zu vermeiden. Er sollte sich an Laien und Therapeuten gleichermaßen richten. Ich hatte ja eigene schlechte Erfahrungen gemacht und mir selber lange gewünscht, in einem solchen Buch nachschlagen zu können. Nun ist es gemeinsam entstanden.

1.1.2 Warum ich kein Fleisch mehr esse

Kein Fleisch mehr zu essen, fällt mir überhaupt nicht schwer, ich vermisse es ganz und gar nicht. Ich habe mich neben den gesundheitlichen Überlegungen dafür entschieden, weil ich die Bilder und Berichte von Schlachthöfen, Massentierhaltungen und Tiertransporten nicht mehr ertragen kann. Dieser Verzicht mag nur einen winzig kleinen Unterschied ausmachen, aber ich will so wenig wie möglich mitverantwortlich für das Leid unserer Mitgeschöpfe sein. Auch keine Fische mehr zu verzehren, fällt mir nicht schwer. Zumal es genügend ökologische und gesundheitliche Gründe dafür gibt – die dramatische Überfischung der Meere, der Beifang anderer Arten, die nicht einmal auf unseren Tellern landen, aber auch die teilweise sehr hohen Schadstoffbelastungen der Meereslebewesen. Genauso gut kann ich auf tierische Milch verzichten, die pflanzlichen Alternativen schmecken mir.

Bei Käse habe ich ein ethisches Problem, auch wenn ich nur noch kleine Mengen zu mir nehme. Bergkäse aus meiner Allgäuer Heimat ist etwas Besonderes. Das Vieh auf den Alpen prägt die Landschaft und die Identität der Menschen. Zum „Viehscheid" im Allgäu kehrt das Jungvieh in großen Herden mit lautem Schellen- und Glockengeläut nach dem Alpsommer von den hoch gelegenen Weiden ins Tal zurück. Jedes Mal bin ich aufs Neue tief berührt, diese herrlichen Tiere zu sehen – die es nicht mehr gäbe, wenn niemand mehr Käse äße. Gleichzeitig ist mir schmerzlich bewusst, dass Milchwirtschaft auch die frühzeitige, schmerzliche Trennung des Kalbs von der Mutter, das Töten männlicher Kälber und die Ausbeutung von Milchkühen nach sich zieht.

Einen gewissen Lichtblick sehe ich bei Eiern. Meine Nachbarin und Bäuerin Dori hält Legehennen, die im Vergleich zu ihren Artgenossen in Legebatterien ein gutes Leben haben: Sie sind den ganzen Tag im Freien, erhalten nur Getreidefutter und am Ende ihres Lebens dürfen sie eines natürlichen Todes sterben! Bei ihr kaufe ich die wenigen Eier, die ich noch verwende. Mir ist klar: Auch hier gab es am Anfang männliche Küken. Alljährlich werden nach Angaben des Bundesministeriums für Ernährung und Landwirtschaft alleine in Deutschland 45 Millionen dieser männlichen Eintagsküken getötet – vergast oder geschreddert. Es bleibt wirklich zu hoffen, dass die Geschlechtsfrüherkennung bei Hühnereiern nun schnellstmöglich und ausnahmslos eingeführt wird! Dadurch könnten die Eier, aus denen sich männliche Küken entwickeln, aussortiert werden, bevor sie ausschlüpfen, und dieses entsetzliche Töten würde verhindert.[2]

Selbstverständlich halte auch ich jegliche nicht artgerechte Hühnerhaltung für nicht akzeptabel.

1.2   Udo Böhm: Wie ich das sehe …

Ich wurde sechs Jahre nach Ende des Zweiten Weltkriegs zu einem relativ ungünstigen Zeitpunkt in eine oberpfälzische Beamtenfamilie hineingeboren. Bei uns musste zwar gespart werden – auch damit wir Kinder eine gute Ausbildung bekommen konnten –, aber unsere Eltern hatten einen großen Garten und es gab rund um unser Haus viele Wiesen und viel Wald, sodass fast das ganze Jahr über die verschiedensten Früchte, Beeren, Salate, Gemüse, Gewürze, Kräuter oder Pilze auf unseren Tellern landeten. Was verderblich war, wurde soweit möglich durch Trocknen, Kochen, Einwecken oder Fermentieren für das Winterlager verarbeitet. Hühner für die Eier liefen in unserem Garten frei herum, Milch holten wir vom Nachbarbauern und wir Kinder lernten frühzeitig, aus der Milch selbst Käse und Joghurt zu machen. Als Beilagen gab es vor allem Kartoffeln und vielfältige Kartoffelprodukte – die Oberpfalz wurde damals auch als „Kartoffelpfalz" bezeichnet –, aber auch Mehlspeisen und böhmische Semmelknödel. Mein Cousin Alfred, den ich dafür sehr bewunderte, versorgte uns zudem mit selbst gefangenen Bachforellen oder mit den berühmten Oberpfälzer Karpfen aus den umliegenden Bächen und Weihern.

Wir ernährten uns also damals vorwiegend regional, frisch, nachhaltig und traditionell – ohne uns dessen bewusst zu sein und ohne jeden Tag über „gesunde" Ernährung nachzudenken. Fleisch kam höchstens ein- bis zweimal pro Woche auf den Tisch – entweder vom Kaninchen, Huhn oder Truthahn aus dem eigenen Stall, vom Wildschwein oder Reh vom befreundeten Jäger oder ausnahmsweise auch vom Rind oder Schwein vom örtlichen Metzger, der die Tiere alle selbst geschlachtet hatte. Die Fleischportionen waren klein und wurden exakt verteilt, wobei der Vater als schwerarbeitender „Alleinversorger" der Familie stets das größte Stück bekam.

Später, in der Zeit des deutschen Wirtschaftswunders, änderte sich das Essverhalten meiner Familie und damit auch mein eigenes: Größere Mengen an Fleisch und Fleischprodukten unterschiedlicher Qualität wurden zum regelmäßigen Hauptbestandteil meiner Mahlzeiten.

Dann war ich 1977 Arzt und mir wurden in einem Umfeld des zunehmenden Wohlstands auch die Negativfolgen der wirtschaftlichen Entwicklung und des „westlichen Lebensstils" bewusst. In der Klinik und der Praxis sahen wir Ärzte die Zunahme von Übergewicht, Gicht, Diabetes Typ 2, Herz-Kreislauf-Erkrankungen, Stresskrankheiten und Krebs. Genauso aber nahm ich auch die bis heute immer weiter extrem zunehmenden Belastungen unserer natürlichen Umwelt bis hin zu deren Zerstörung wahr.

Nachdem ich mich dann 1982 zur Niederlassung in einer oberbayerischen Landpraxis nahe der österreichischen Grenze entschlossen hatte, bewegten sich meine Lieblingsthemen in der Praxis relativ schnell in Richtung Vorsorge und Ernährung. Damit hatte ich damals noch ein sogenanntes „Alleinstellungsmerkmal" unter den Ärzten. Ich beschäftigte mich zunächst hauptsächlich mit den Makronährstoffen, mit Adipositas und Diabetes sowie mit der Bedeutung verschiedener Ernährungsformen für die Gesundheit, was dazu führte, dass ich eine Ausbildung als Arzt für Naturheilkunde und für Umweltmedizin absolvierte und in meine Praxis ein Zentrum für Adipositas- und Raucherentwöhnung sowie für Umwelt-, Stress- und Altersmedizin integrierte.

Natürlich wollte ich meinen vier Kindern und den Patienten in der Praxis ein Vorbild sein. Außerdem lernten meine Frau und ich im Laufe der Jahre auch die Freuden des mediterranen Lebensstils und die vielen positiven Studien dazu kennen und schätzen. Durch all diese Ereignisse änderte sich mein gesamtes Verhalten und dabei wurden auch die Mengen an verzehrtem Fleisch immer geringer und die Gesamtqualität meiner Ernährung immer besser. Dabei stellte ich fest, dass ein gesunder Lebensstil eigentlich ganz einfach umzusetzen ist, wenn er mit einer leichten Entspanntheit und nicht zu verbissen gesehen wird. Zudem tat er meiner Familie und mir sehr gut – und den Patienten, die ich für ein positives Leben und eine gesunde Ernährung motivieren konnte.

Ein weiterer bedeutsamer Meilenstein war für mich der Januar 1991, als ich meinen 40. Geburtstag feierte. Ich hatte mich bis zu diesem Tag nie besonders für Sport interessiert und es sogar in Schule und Uni geschafft, anstrengendere sportliche Aktivitäten strikt zu vermeiden. Und jetzt sollte ich plötzlich Leistungssport in mein Leben integrieren! Warum das?

Ich war so „verrückt" gewesen, mit Freunden eine skurrile Wette abzuschließen, bei der es darum ging, dass ich Triathlet werden und an der deutschen Meisterschaft im Triathlon für Ärzte teilnehmen sollte, wenn ich die Wette verlieren würde.

Ich verlor die Wette und widmete mich sofort ganz pflichtbewusst dem Triathlon nach dem Motto: „Geht nicht gibt's nicht." Ich musste erst einmal richtig schwimmen lernen – ich konnte mich vorher nur mühsam über Wasser halten – und mir ein Rennrad kaufen. Dann suchte ich mir eine schöne Laufstrecke und einen guten Trainingspartner und begann ein regelmäßiges und wissenschaftlich fundiertes Training. Das umfasste natürlich auch eine konsequente Ernährungsplanung.

Nach nur vier Monaten Lauftraining lief ich in München meinen ersten Halbmarathon – in einer erstaunlich guten Zeit. In den folgenden Jahren nahm ich dann tatsächlich wiederholt erfolgreich an deutschen und internationalen Triathlon- und Duathlon-Meisterschaften der Ärzte und Apotheker teil. Ich nahm damals übrigens innerhalb kurzer Zeit sechs Kilogramm ab, ohne meine Gesamtkalorienzufuhr zu verringern. Das zeigt, dass regelmäßige Bewegung ein effektives Abnehmen ermöglicht. Obwohl ich Sport früher komplett vermieden habe, gehört es erstaunlicherweise seither zu meinem „normalen" Leben, regelmäßig mit Freude Ausdauersport zu treiben.

1.2.1 Meine Freude an funktioneller Ernährungsmedizin und vegetarischer Kost

Schließlich begann ich, mich verstärkt auch mit Mikronährstoffen zu beschäftigen und ihrem hohem Nutzen für die Leistungsfähigkeit sowie für die Prävention und die Therapie von Krankheiten. Dadurch wurde mein Verhältnis zu „richtiger" Ernährung noch einmal erweitert und vertieft – und ich achtete nun auch aus biochemischen und physiologischen Gründen vermehrt darauf, mich mit allen essenziellen Nährstoffen optimal zu versorgen – und unnütze oder gar schädliche Bestandteile in der Nahrung zu meiden.

Als mich dann Irene Epple-Waigel im Frühsommer 2014 fragte, ob ich gemeinsam mit ihr ein medizinisch-fachlich begründetes Buch über vegetarische und vegane Ernährung für Fachleute und für Laien schreiben möchte, war ich sofort Feuer und Flamme. Wir begannen nach der Sommerpause zu schreiben – unter Nutzung unserer ärztlichen

Erfahrung, unseres biochemischen Wissens und mit einer großen Portion an Ausdauer für die umfangreichen und manchmal frustrierenden Recherchen zum Thema.

Mein persönlicher Nebeneffekt: Ich hörte sofort auf, Fleisch und Fleischprodukte zu essen. Zunächst testhalber während eines Aufenthalts in Italien, weil ich ausprobieren wollte, ob die fleischlose Ernährung funktioniert, und weil ich auch persönlich glaubhaft sein wollte. Aus dem Test wurden Lust und Überzeugung – es fiel mir erstaunlicherweise nie schwer. Nur ganz selten träume ich noch von einem herzhaften Biss in eine dicke Scheibe meiner früheren Lieblings-Esels-salami aus dem Val di Chiana oder von einer köstlich schmeckenden Bistecca Fiorentina ....

Ich selbst habe mich nach Abwägen aller Vor- und Nachteile verschiedener Ernährungsformen – einschließlich der für mich wichtigen Faktoren Gesundheit, Umwelt und Genuss – generell für eine frische regionale und ökologisch verträgliche lakto-ovo-vegetarische Kost mit möglichst wenig industriell verarbeiteten Produkten entschieden. Dazu schenke ich mir öfters abends ein Glas veganen Rotwein ein. Manchmal werde ich mit Freude zum Semivegetarier, beispielsweise wenn mein Nachbar Josef an der Tür klingelt und uns mit einem breiten Lächeln eine seiner wunderbaren frisch gefangenen Gebirgsbachforellen bringt.

Ich kann sehr gut damit leben, dass sich meine Frau und meine vier Kinder relativ „normal", aber in Richtung einer traditionell mediterranen Kost mit den hier in Bayern zur Verfügung stehenden Lebensmitteln ernähren – vorwiegend mit regionalen Lebensmitteln aus dem eigenen Garten, vom Bauern, vom Gemüsegärtner und vom Fischer.

Manchmal werde ich mit Freude zum
Semivegetarier, beispielsweise wenn mein
Nachbar Josef an der Tür klingelt und
uns mit einem breiten Lächeln eine
seiner wunderbaren frisch gefangenen
Gebirgsbachforellen bringt.

Dazu gehören für meine Familienmitglieder aber auch gelegentlich qualitativ hochwertiges Fleisch und Fleischprodukte vom hiesigen Bauern oder vom hiesigen Jäger.

Ich habe für mich beschlossen, kein Fleisch und keine Fleischprodukte mehr zu essen, und ich habe gelernt, einen vegetarischen oder veganen Lebensweg als philosophische Einstellung auch bei allen anderen Menschen uneingeschränkt zu akzeptieren. Menschen haben aber als „Allesfresser" abhängig von Verfügbarkeit – und eventuell bei Fehlen gleichwertiger Alternativen – immer auch Fleisch gegessen. Viele Tiere, wie zum Beispiel Wild, leben immer noch auch unbeeinflusst durch den Menschen. Ich bin deshalb davon überzeugt, dass bei artgerechter Haltung vor allem auch aus gesundheitlichen Gründen kleine Mengen hochwertiger Fleischprodukte nicht schaden und kann deshalb auch gut verstehen und akzeptieren, wenn Menschen weiterhin Fleisch essen wollen.

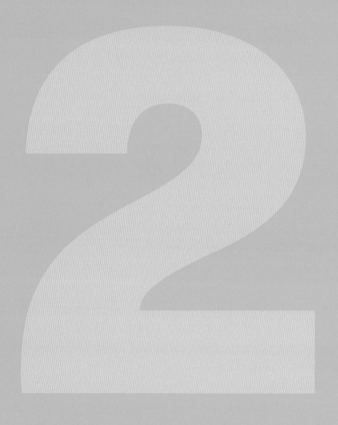

Kapitel

Vegetarische und vegane Ernährung –
was ist das eigentlich?

2 VEGETARISCHE UND VEGANE ERNÄHRUNG – WAS IST DAS EIGENTLICH?

Der Begriff „vegetarisch" geht zurück auf das englische Wort „vegetarian", einer Wortverbindung aus „vegetable" für „Gemüse, Pflanze, pflanzlich" und der Nachsilbe „arian". Vegetarismus ist eine Ernährungsweise, die überwiegend oder ausschließlich pflanzliche Lebensmittel enthält. Sie schließt alle Lebensmittel von **toten** Tieren aus, wie Fleisch, Fisch, Meeresfrüchte und alle daraus hergestellten Produkte – beispielsweise auch Gelatine. Lebensmittel von **lebenden** Tieren wie Milchprodukte, Eier und Honig können dagegen Bestandteil vegetarischer Ernährungsformen sein.[3]

Der Begriff „vegan" wurde von Donald Watson, der 1944 die „vegan society" gründete, als Verkürzung aus den Anfangs- und Endbuchstaben des Wortes **„vegetarian"** geprägt.[4] Die vegane Ernährung besteht ausschließlich aus pflanzlicher Nahrung. Veganer verzichten auf alle tierischen Nahrungsmittel, also auch auf Milch, Eier oder Honig.

Viele Veganer vermeiden, über die Ernährung hinaus, den Gebrauch tierischer Rohstoffe im täglichen Leben und benutzen beispielsweise keine Wolle, kein Leder und keine Kosmetika mit tierischen Inhaltsstoffen. Die Vegan Society definiert Veganismus dementsprechend als einen Lebensstil, der versucht – soweit möglich und praktikabel – alle Formen von Ausbeutung und Grausamkeiten gegenüber Tieren für Essen, Kleidung oder andere Zwecke auszuschließen.[5]

Es sollte unserer Meinung nach deshalb zwischen veganem Lebensstil und veganer Ernährung unterschieden werden. In diesem Buch beziehen wir den Begriff „vegan" nur auf die Ernährungsweise.

Im April 2016 beschloss die Verbraucherschutzministerkonferenz der Länder für die Kennzeichnung von Lebensmitteln und für die Lebensmittelüberwachung eine rechtsverbindliche Definition der Begriffe

„vegetarisch" und „vegan". Demnach sind Lebensmittel „vegan", wenn sie „keine Erzeugnisse tierischen Ursprungs sind" und wenn auch in Produktion oder Verarbeitung keine tierischen Stoffe verwendet werden. Für „vegetarische" Lebensmittel gelten die gleichen Anforderungen, sie können allerdings abweichend davon „Milch, Kolostrum, Farmgeflügeleier, Bienenhonig, Bienenwachs, Propolis und Wollfett/Lanolin aus von lebenden Schafen gewonnener Wolle" oder „deren Bestandteile" enthalten.[6]

Wir verwenden in diesem Buch den Begriff „vegetarisch" für eine pflanzliche Kost, die Milchprodukte oder Eier enthalten kann. Mit „vegan" bezeichnen wir eine rein pflanzliche Ernährungsweise.

Die Übersicht unten zeigt Ihnen auf einen Blick, wie sich vegetarische Ernährungsformen voneinander unterscheiden.

Was ist was?[7–8]

Ernährungsweise	Enthält	Enthält nicht
Vegetarisch	pflanzliche Kost, kann Milchprodukte, Eier, Honig enthalten oder nicht	Fleisch, Fisch (Milchprodukte, Eier, Honig)
Lakto-ovo-vegetarisch	pflanzliche Kost, Milch, Eier	Fleisch, Fisch
Lakto-vegetarisch	pflanzliche Kost, Milch	Fleisch, Fisch, Eier
Ovo-vegetarisch	pflanzliche Kost, Eier	Fleisch, Fisch, Milch, Milchprodukte
Vegan	nur pflanzliche Kost	Fleisch, Fisch, Eier, Milch, Milchprodukte, Honig

2.1 Vegetarier sind nichts Neues – ein kurzer Blick zurück

Vegetarische und vegane Ernährung sind keine Erfindungen des 20. und 21. Jahrhunderts von besonders „modernen, zivilisierten" Menschen, die sich gesund ernähren, moralisch verhalten, Tiere schützen und die Umwelt schonen möchten. Tatsächlich reichen die Wurzeln dieser Kost bis in die Steinzeit zurück. Die meisten Steinzeitmenschen haben sich – abhängig von der erdgeschichtlichen Entwicklung, vom Klima, vom Nahrungsangebot und von der geografischen Lage – vorwiegend von Keimen, Beeren, Früchten, Gräsern, Samen, Pilzen, Kastanien, Wurzeln, Honig und wildwachsenden Gemüsen ernährt.

Am bekanntesten unter den frühen Vegetariern wurden die vor mehr als 2,5 Millionen Jahren in Afrika beheimateten Australopithecinen („Nussknackermenschen"), die als Vorläufer des Homo sapiens gelten und sich wohl nur von Pflanzen ernährt haben. Die heute noch lebenden San-Buschleute, wie zum Beispiel die !Kung, Gwi oder Kwe, die sich zwischen 25 000 und 10 000 Jahren vor unserer Zeitrechnung im südlichen Afrika angesiedelt haben, ernähren sich vorwiegend pflanzlich und ergänzen ihren Speiseplan durch gejagte Tiere.

Auch der berühmte, aus der Jungsteinzeit stammende „Ötzi" ernährte sich sehr ausgewogen von einer Vielzahl von Pflanzen, aber auch von Fleisch, aus dem seine letzte Mahlzeit bestand.[9]

Erst viel später, mit dem Aufkommen philosophischen Gedankenguts, wurde auch bewusst auf Fleisch verzichtet, vor allem im antiken Griechenland und den von dort beeinflussten Gesellschaften. Allerdings ging es dabei zunächst nur um die Ernährung, nicht auch um den Umgang mit Tieren: Die Jagd auf Tiere und Tierkämpfe waren beliebte Freizeitaktivitäten und Tieropfer gehörten im zivilisierten Mittelmeerraum zum normalen religiösen Leben.

Schon bei Homer in der Odyssee und bei Herodot konnte man in der Zeit zwischen dem 8. und dem 5. Jahrhundert vor Christus über die an der lybischen Küste lebenden Lotophagen oder „Lotusesser" nachlesen, die von Lotusfrüchten lebten. Im 6. Jahrhundert vor Christus vertraten in Griechenland und Süditalien die Orphiker, die sich auf die Lehren des mythischen Sängers Orpheus bezogen, und der Philosoph Pythagoras von Samos (570–510 v. Chr.) neue Prinzipien wie Enthaltsamkeit, Askese und den Glauben an die Wiedergeburt. Sie begründeten damit den Verzicht auf Fleisch und tierische Produkte wie Eier und Wolle. Später kamen dann auch noch Tierliebe und gesundheitliche Gründe als Argumente für eine fleischlose Ernährung hinzu. Pythagoras vertrat die Lehre von der Seelenwanderung. Demnach sind auch Tiere „beseelt" und dürfen als nahe Verwandte nicht getötet werden.

Auch Platon (428–348 v. Chr.) und Epikur (342–270 v. Chr.) sowie der griechische Schriftsteller Plutarch (45–125 n. Chr.) erhoben Einwände gegen das Töten von Tieren zum Zwecke der Ernährung. Vegetarier wurden übrigens lange als Vertreter der Ideen von Pythagoras angesehen und bis ins 19. Jahrhundert „Pythagoreer" genannt.

In etwa zur gleichen Zeit wie im europäischen Altertum fanden sich ähnliche, aber umfassendere Ideen auch in Asien, beispielsweise im Buddhismus und im Hinduismus, wo das Prinzip der Gewaltlosigkeit und der Schutz von Tieren bis heute einen hohen Stellenwert besitzt und wo die Menschen an die Möglichkeit einer Wiedergeburt als Tier glauben.

Im Judentum gibt es den rituell begründeten Feiertag Tu BiSchwat, an dem nur pflanzliche Nahrung verspeist und biblische Texte über Bäume und Früchte gelesen werden. Er bezieht sich auch auf die Speisegewohnheiten im Garten Eden: *„Und Gott sprach: Seht, ich gebe euch alles Kraut, das Samen sämt, das auf der ganzen Erde ist, und alle Bäume, die sämende Baumfrucht tragen; euch sei es zur Nahrung."* (1. Mose 1,29)

In der Spätantike und mit dem Erscheinen des Christentums entstanden in Vorderasien und Europa – vor allem aus Gründen der Askese – vegetarisch lebende Glaubensgemeinschaften wie die Manichäer, die Eustathianer und Katharer (Albigenser).

In der europäischen Renaissance wurde das antike Gedankengut, das im „finsteren Mittelalter" lange geschlummert hatte, wieder aufgegriffen. So lebte auch der berühmte Maler, Bildhauer, Wissenschaftler und Philosoph Leonardo da Vinci (1452–1519) vegetarisch.

Leonardo da Vinci über das Fleischessen

„Wahrlich ist der Mensch der König aller Tiere, denn seine Grausamkeit übertrifft die ihrige. Wir leben vom Tode anderer. Wir sind wandelnde Grabstätten!"

Im Zeitalter der Aufklärung ab etwa 1700 wurde auch das Thema Vegetarismus wieder interessant. Berühmte Befürworter der vegetarischen Ernährung waren damals Jean Jacques Rousseau (1712–1778), Voltaire (1694–1778) und der Physiker Isaac Newton (1643–1727).

Im 19. Jahrhundert entstand in den USA eine vegetarische Bewegung. Die beiden zu den Adventisten gehörenden und vegetarisch lebenden Brüder John Harvey und Will Keith Kellogg sollen damals Cornflakes und Erdnussbutter auch als Ersatz für tierische Nahrung entwickelt haben.

Im Folgenden häuften sich Entwicklungen, die sich den Schutz von Tieren und die Förderung pflanzlicher Nahrung zum Ziel setzten:

1847   Joseph Brotherton (1783–1857) gründet in England eine erste vegetarische Gesellschaft und dabei wird der englische Begriff „vegetarian" etabliert.

1867   Eduard Baltzer (1814–1887) ruft in Deutschland seinen „Verein für natürliche Lebensweise" ins Leben, der später in den „Deutschen Verein für naturgemäße Lebensweise (Vegetarianer)" umgetauft wurde.

1892   Der Deutsche Vegetarierbund wird mit Sitz in Leipzig gegründet (aufgelöst 1935 im Nationalsozialismus).

1900   Der Belgier Henri Oedenkoven (1875–1935) gründet in Ascona die vegetabilische Gesellschaft des Monte Verita, die als eine der Ursachen für Krankheit den Genuss tierischer Nahrungsmittel ins Feld führt.

1908   Die internationale vegetarische Union entsteht und es kommt zu ersten Diskussionen über den Verzicht von Milch und Milchprodukten aus ethischen Gründen.

Der Schweizer Arzt Maximilian Oskar Bircher-Benner (1867–1939) befürwortete schon um die Jahrhundertwende vorwiegend unter medizinischen Gesichtspunkten eine vegetarische Vollwertkost. Seine berühmteste Kreation wurde das „Bircher Müsli": Es hat dank seines Geschmacks und seines Nutzen für unsere Gesundheit bis heute nichts an seiner Aktualität verloren.

Während und zwischen den beiden Weltkriegen traten Gedanken wie Tierschutz und vegetarische Ernährung dann wieder in den Hintergrund. Damals hatten die Menschen andere Sorgen. Gegen Ende des

Zweiten Weltkriegs allerdings gewannen insbesondere philosophische Überlegungen zur vegetarischen Ernährung wieder an Gewicht:

1944   Elsie Shrigley, Donald Watson (1910–2005) und weitere Mitglieder des englischen Vegetarierbundes, gründen die „Vegan Society" mit dem Ziel einer vegetarischen Ernährung ohne Milchprodukte.

Nach dem 2. Weltkrieg kam es auch in Deutschland zu einem Wiederaufleben des Vegetarismus und zunächst zur Gründung von zwei Vegetarier-Unionen (VU und VUD):

1973   Der VUD schließt sich mit dem „Freundeskreis der deutschen Reformjugend" zum „Bund für Lebenserneuerung, Vereinigung für ethische Lebensgestaltung, Vegetarismus und Lebensreform" zusammen. Seit 1985 firmiert dann der „Bund" zunehmend als „Vegetarierbund Deutschland" (vergleiche www.vebu.de).

1985   Die europäische Vegetarierunion wird gegründet.

1988   Der Psychologe und Philosoph Helmut Friedrich Kaplan (* 1952) veröffentlicht die „Philosophie des Vegetarismus".

Bis zu 900 000 Menschen, also etwa
1,1 % der Deutschen, ernähren sich vegan.
Die Tendenz ist steigend und damit
auch das Interesse an vegetarischer
und veganer Ernährung.

In den letzten Jahrzehnten des 20. Jahrhunderts und besonders im 21. Jahrhundert gewinnt vegetarisches und veganes Gedankengut erfreulicherweise immer mehr Anhänger vor allem aus moralischen und ökologischen Gründen, aber auch wegen gesundheitlicher Aspekte. Seriöse medizinische Fachkreise veröffentlichen zudem eine zunehmende Anzahl positiver Studien zu den gesundheitlichen Vorteilen einer pflanzlich orientierten „traditionellen Kost" und zu den Nachteilen von westlicher fleischorientierter Nahrung, unter anderem bezüglich der Entstehung von Herz-Kreislauf-Erkrankungen, Diabetes und Krebs.

2.2 Verbreitung von Vegetarismus und Veganismus

Nach Informationen des Vegetarierbundes Deutschland (VEBU) lag im Jahr 2015 der Anteil an Vegetariern in Deutschland bei rund 7,8 Millionen. Das entspricht etwa 10 % der Bevölkerung. Bis zu 900 000 Menschen, also etwa 1,1 % der Deutschen, ernähren sich vegan. Die Tendenz ist steigend und damit auch das Interesse an vegetarischer und veganer Ernährung. In den letzten 20 Jahren stieg die Zahl der Vegetarier in Deutschland um mehr als das Zehnfache.[10]

In der sogenannten Vegetarierstudie der Universität Jena aus dem Jahr 2007 nannten mehr als 60 % der Befragten moralische und ca. 20 % gesundheitliche Gründe für ihre Entscheidung, vegetarisch zu leben.[11]

Kapitel

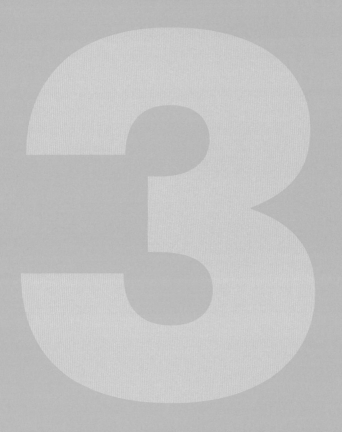

Die positiven Effekte
pflanzenbetonter Kost

3 DIE POSITIVEN EFFEKTE PFLANZENBETONTER KOST

Eine „gesunde" Ernährung hat einen hohen Stellenwert für Gesundheit und Leistungsfähigkeit, für die Vermeidung von Krankheiten und für einen günstigeren Verlauf vieler Krankheiten. Doch was zeichnet eine „gesunde" Ernährung aus? Sie soll eine günstige Zusammensetzung der drei Makronährstoffe Kohlenhydrate, Fett und Eiweiß enthalten und alle notwendigen Mikronährstoffe wie zum Beispiel Vitamine, Mineralstoffe und Spurenelemente, Fettsäuren, Aminosäuren, sekundäre Pflanzenstoffe und Antioxidanzien in einer möglichst optimalen Kombination liefern. Außerdem soll sie möglichst frei sein von Zusatzstoffen und Schadstoffen.

Nach dem heutigen Wissensstand wirkt sich jede Kost, die diese Ansprüche nicht erfüllen kann, negativ auf die Gesundheit aus. Dies ist immer dann der Fall, wenn die Ernährung zu wenig der notwendigen stoffwechselaktiven Nährstoffe oder zu viel von ungünstigen Nährstoffen und Zusatzstoffen enthält. Leider trifft das auf die „westliche Standardernährung" zu, die sich in unserer Wohlstands- und Leistungsgesellschaft zunehmend zur „normalen" Ernährung entwickelt hat.

Als Hauptprobleme gelten dabei industriell produzierte und verarbeitete Lebensmittel, die hohe Zufuhr von Fleisch, Fleischprodukten, Zusatzstoffen, einfachen „süßen" Kohlenhydraten, gesättigten Fettsäuren und von zu viel Eiweiß bei gleichzeitig erhöhtem Risiko für eine Unterversorgung mit Mikronährstoffen. So fehlt es in Deutschland laut Daten aus verlässlichen Quellen wie dem Robert-Koch-Institut, dem Bundesinstitut für Risikobewertung, dem Max Rubner Institut oder der „Nationalen Verzehrsstudie 2" vor allem an Vitamin D, Folsäure, Kalzium, Jod und Eisen.[12–15]

Als „gesunde" Ernährung hat sich dagegen ganz allgemein eine regionale und saisonale, möglichst naturbelassene und frisch zubereitete pflanzenbetonte Kost erwiesen. Nach dieser Definition kann eine gut geplante und umgesetzte vegetarische oder vegane Kost, bei der wir auf eine optimale Versorgung mit allen notwendigen Stoffen bedacht sein müssen, sowie die besonders gut untersuchte und generell als positiv bewertete sogenannte „traditionelle Kost" (siehe Kasten) zu den gesunden Ernährungsformen gerechnet werden.

Was ist traditionelle Ernährung?

Unter traditioneller Ernährung versteht man eine vollwertige, abwechslungsreiche und regionale Kost. Sie umfasst einen hohen Anteil an Gemüse, Früchten, Getreide, Bohnen, Nüssen und Olivenöl sowie eine moderate Ergänzung an Fisch, weißem Fleisch, Honig, Eiern, Milchprodukten und Alkohol. Sie enthält wenig rotes Fleisch, wenig Zucker und verhältnismäßig wenig Fett. Die Lebensmittel sollten insgesamt möglichst nicht industriell bearbeitet sein sowie frei von Schad- und Zusatzstoffen.

Besonders gut untersucht ist die sogenannte traditionelle mediterrane Ernährung (TME). Ihr Nutzen ist in vielen Studien sowohl für die Prävention als auch für den Einsatz in der Therapie eindeutig belegt, wenn sie korrekt auf Dauer umgesetzt wird.[16–43]

Wir wollen nur einige wenige Beispiele nennen:

- In der Nurses Health Study sank mit TME das Risiko für koronare Herzerkrankung und Schlaganfall um 29 % und die kardiovaskuläre (Herz- und Gefäßerkrankungen betreffende) Sterblichkeit um 39 % gegenüber einer typisch westlichen Ernährung.[44]

- Eine olivenöl- und nussreiche mediterrane Diät senkte in der PERIMED-Studie das kardiovaskuläre Risiko um etwa 30 % und das Auftreten von Diabetes um 40–52 %.[45–47] Diese Studie wurde abgebrochen, weil der Vorteil so offensichtlich war.

- Deutliche Erfolge zeigte diese Kost auch in der Sekundärprävention bei Menschen, die bereits einen Herzinfarkt erlitten hatten. Ihr Risiko für einen erneuten Herzinfarkt und die kardiale Sterblichkeit nahm um über 70 % ab.[48] Auch diese Studie wurde abgebrochen.

- In der Therapie von Diabetes mellitus Typ 2 war mit TME eine medikamentöse Therapie später als bei einer fettarmen Diät erforderlich und die Chance deutlich höher, einen teilweisen oder vollständigen Rückgang von Krankheitssymptomen zu erreichen.[49]

- Die Gesamtkrebshäufigkeit und -sterblichkeit nahmen in einer Metaanalyse aus 12 Studien mit 1,5 Millionen Patienten um 6 % ab.[50]

3.1 Der gesundheitliche Nutzen vegetarischer und veganer Kost

Der Ernährungswissenschaftler Dr. Markus Keller fasste die wesentlichen Punkte für den gesundheitlichen Nutzen vegetarischer und veganer Kostformen in einem Gutachten zusammen, das im „veganmagazin" im Oktober 2014 veröffentlicht wurde: „Das Erkrankungsrisiko für

Diabetes mellitus Typ 2 ist bei Vegetariern und Veganern um etwa die Hälfte reduziert (-46 % bzw. -49 %), verglichen mit Fleischessern. Darüber hinaus haben Vegetarier meist niedrigere Blutdruckwerte und erkranken seltener an Hypertonie als Mischköstler. Studien zeigen, dass die Herz-Kreislauf-Sterblichkeit bei Vegetariern um etwa 30–35 %, bei Veganern um etwa 25 % niedriger liegt als bei Omnivoren. (...) In der Adventist Health Study 2 hatten Lakto-Ovo-Vegetarier ein um 24 % geringeres Risiko für Tumoren des Gastro-Intestinaltrakts (z. B. Kolonkarzinom). Das Gesamt-Krebsrisiko lag bei Lakto-Ovo-Vegetariern um 7 %, bei veganer Ernährung um 16 % niedriger, verglichen mit Fleischessern. Eine Meta-Analyse (7 Studien, etwa 125 000 Teilnehmer) kam zu dem Ergebnis, dass das Erkrankungsrisiko für alle Tumorarten bei Vegetariern um etwa 18 % niedriger war als bei den omnivoren Vergleichsgruppen."[51]

Wir können diese Aussagen von Dr. Keller weitgehend bestätigen, allerdings sollten einige Besonderheiten berücksichtigt werden:

- Die veganen und vegetarischen Kostformen müssen üblicherweise über mindestens fünf Jahre eingehalten werden, damit sich der beschriebene Nutzen zeigt.
- Diese Ernährungsweisen müssen optimal geplant und umgesetzt werden. Sie müssen alle gesundheitsdienlichen Nahrungsbestandteile in ausreichender Menge enthalten und eventuell fehlende Stoffe supplementieren, also ersetzen.
- Die Ergebnisse der angeführten Untersuchungen gelten größtenteils nur in Verbindung mit einem gesundheitsbewussten Lebensstil.
- Es müssen die Grenzen vegetarischer und veganer Kost im präventiven und therapeutischen Einsatz berücksichtigt werden sowie im Einzelfall eventuelle medizinisch bedingte Einschränkungen oder Kontraindikationen.

○ Die angeführten Daten dürfen nicht fehl- oder überinterpretiert werden und man darf aus unserer Sicht eine rein vegane Ernährung nicht einseitig vereinfachend als besonders gesundheitsfördernd und als den vegetarischen oder traditionellen Kostformen überlegen darstellen. Deshalb müssen zur korrekten Beurteilung verschiedener Kostarten vegetarische, vegane und traditionelle Ernährung der „westlichen" Ernährung gegenübergestellt werden.

Wenn die oben genannten Faktoren berücksichtigt werden, können sowohl vegetarische als auch vegane Ernährung genauso wie eine traditionelle Ernährung den gesunden Kostformen zugerechnet werden. Alle tragen dazu bei, Gesundheit und Leistungsfähigkeit zu erhalten und leisten einen wichtigen Beitrag zur Heilung kranker Menschen.

Insgesamt scheint es also tatsächlich nicht so wichtig zu sein, welche der „gesunden" Kostformen gewählt wird, wenn sie nur richtig und konsequent umgesetzt wird.

3.1.1 Vegan essen – für die Tiere

Wenn man von der ethischen Notwendigkeit einer Kost mit Verzicht auf alle tierischen Bestandteile überzeugt ist, dann ist vegane Ernährung auf Dauer die einzige moralisch und medizinisch befriedigende Maßnahme. Eventuell fehlende Mikronährstoffe müssen durch geeignete Nahrungsergänzungsmittel (Supplemente) ersetzt werden (siehe Seite 205 ff.).

Wenn bei der Entscheidung für eine vegane Ernährung jedoch leistungsfördernde Aspekte oder der Wunsch nach „Bodyshaping" im Vordergrund stehen, raten wir wegen der einfacheren Umsetzung zu einem vegetarischen oder gar traditionellen Lebensstil.

Zudem ist es ja unter rein gesundheitlichen Aspekten durchaus möglich, zwischen veganen, vegetarischen und traditionellen Kostformen zu pendeln.

Man könnte sich diesbezüglich auch die Aussagen des bekannten Vegan-Kochs Attila Hildmann zu Herzen nehmen, der in seinen Büchern nicht nur die gesundheitlichen Vorzüge einer veganen Kost hervorhebt, sondern auch dafür eintritt, dass sie Genuss bringen und Spaß machen soll. Er unterstützt aus unserer Sicht aber auch einen gemäßigten Weg bei der Umsetzung gesunder und wohlschmeckender Ernährung. In seinem Buch „Vegan for Fun" schreibt er: *„Es geht nicht darum, unbedingt zu 100 % vegan zu essen, sondern einfach darum, einen Anfang zu machen. (...) Für die eigene Gesundheit erreicht man schon eine Menge, wenn man nur einen Tag in der Woche vegan isst."* [52] Und: *„Jedes Tier, jedes Ei, das weniger gegessen wird, ist doch etwas."* [53]

3.2 Kein Nutzen bei schlechter Umsetzung

Es finden sich immer wieder Studien, die keinen besonderen Nutzen einer vegetarischen Ernährung für die Gesundheit zeigen. Dabei fällt allerdings auf, dass ungünstige Ergebnisse meist auf eine falsche Umsetzung dieser Kostform zurückgehen!

So ergaben sich beispielsweise in Studien von Key bei Tod durch Erkrankungen der Gehirngefäße, durch Magenkrebs, Darmkrebs, Lungenkrebs, Brustkrebs, Prostatakrebs oder alle anderen Gründe kombiniert keine signifikanten Unterschiede zwischen Vegetariern und Mischköstlern.[54] Vegetarier hatten aber höhere Homocysteinspiegel als Nicht-Vegetarier.[55] Homocystein ist ein Eiweißstoff, der auf natürliche Weise im Organismus entsteht. Zu hohe Werte deuten auf auf eine Vitamin-B-Unterversorgung hin und könnten das Risiko von Gefäßerkrankungen, Osteoporose oder neurologische Erkrankungen wie Demenz erhöhen. In der EPIC-Oxford-Studie[56] hatten Vegetarier gegenüber Nichtvegetariern sogar ein deutlich erhöhtes Risiko für kolorektalen Krebs und Ginter[57] schreibt, dass in Metaanalysen kein signifikanter Unterschied in der Mortalität an Krebs von Darm, Magen, Lunge,

Prostata und Brust zwischen Vegetariern und „gesundheitsbewussten" Nicht-Vegetariern besteht. Er schließt mit der Aussage, dass Einschränkung in der Nahrungszusammensetzung durch Vegetarismus nur ein Plus sein kann, solange sie nicht zu einem Mangel an Nährstoffen führt.

In Studien von Huang, Jian und Duo Li wird festgestellt, dass vegane Diät mit niedrigeren HDL-Spiegeln sowie mit höheren Triglycerid- und Gesamtcholesterinspiegeln gegenüber Omnivoren verbunden ist und in Bezug auf die Fettstoffwechselparameter eine ovo-lakto-vegetarische Diät günstiger wäre.[58–60] Da Vegetarier und besonders Veganer zudem niedrige Konzentrationen an Vitamin B_{12} und mehrfach ungesättigten Omega-3-Fettsäuren haben können, könnten laut Duo Li sogar das Thrombose- und Arterioskleroserisiko erhöht sein.[61] Auch in der deutschen Vegan-Studie führt vegane Diät bei 49,7 % der Veganer zu niedrigen Vitamin-B_{12}-Spiegeln und zu erhöhten Spiegeln an Homocystein.[62]

Zudem haben Veganer ein hohes Risiko für einen Jodmangel[63] und neigen wegen einer häufig niedrigen Kalzium- und Vitamin-D-Zufuhr zu reduzierter Knochendichte[64]. Auch war das Risiko für Knochenbrüche bei Fleischessern, Fischessern und Vegetariern in der EPIC-Oxford-Studie ähnlich, aber für Veganer – die deutlich weniger Kalzium aufnahmen – erhöht.[65]

3.2.1 Fazit

Zusammengefasst gilt also, dass eine Ernährungsform nur dann gesundheitliche Vorteile hat, wenn sie optimal umgesetzt wird und alle notwendigen Bausteine einer vollwertigen Ernährung enthält. Man kann mit Sicherheit sagen, dass die Vorteile einer vegetarischen oder veganen Ernährung die potenziellen Risiken überwiegen, wenn die oben genannten Voraussetzungen erfüllt sind, die Umsetzung im Alltag gut organisiert ist und die ab Seite 112 ff. beschriebenen kritischen Mikronährstoffe gegebenenfalls über Supplemente zugeführt werden.

3.3 Gesundheitsbewusster Lebensstil zählt

Menschen, die Wert auf bewusste Ernährung legen, achten üblicherweise auch auf einen gesunden allgemeinen Lebensstil und alle Ernährungsformen zeigen ihren optimalen Nutzen tatsächlich vor allem in Verbindung mit einem gesundheitsbewussten Lebensstil. Dies gilt natürlich auch für vegetarische und vegane Ernährung.

So haben in der EPIC-Oxford-Studie sowohl Vegetarier als auch nicht-vegetarisch lebende Gesundheitsbewusste eine geringere Gesamtsterblichkeit. Das ist aber vor allem auch durch wenig Rauchen und höhere körperliche Aktivität, nicht durch die Ernährung allein bedingt.[66] Auch die relative Verringerung der Herz-Kreislauf-Sterblichkeit bei Vegetariern im Vergleich zu gesundheitsbewussten Nicht-Vegetariern kann nur zum Teil durch das Vermeiden von Fleisch erklärt werden.[67]

Um den Wert einer Kombination aus „natürlicher" gesunder Ernährung und gesundheitsförderndem Lebensstil zu beurteilen, werden verschiedene Langlebigkeitsprojekte durchgeführt in Gegenden, die dafür bekannt sind, dass ihre Bewohner gesünder und länger leben als die Menschen in der Umgebung. Zu den gut untersuchten Regionen, wo Menschen eine höhere Lebenserwartung haben, zählen z. B. Vilcabamba in Ecuador (das Tal der Langlebigen), die Insel Okinawa in Japan, die Heimat der Hunza in Nordpakistan, aber auch die Dörfer Orroli in Sardinien und Campodimele in Süditalien. Erstaunlich dabei ist, dass überall im Wesentlichen die gleichen Voraussetzungen sowie eine Kombination aus weitgehend naturbelassener Ernährung und einem möglichst natürlichen Lebensstil vorzufinden sind.

Die Menschen leben traditionell, haben ein intensives Sozialleben und arbeiten viel. Ihre Ernährung ist reich an verschiedenen frischen, regionalen pflanzlichen Lebensmitteln, arm an Fett und „süßen" Zuckern und auf die Dauer eher unterkalorisch – und sie essen alle soweit verfügbar auch kleine Mengen an hochwertigem, nicht industriell verarbeitetem Fisch, Fleisch oder Fleischprodukten. Interessant dürfte dabei auch die Beobachtung sein, dass die Menschen auf Okinawa sogar relativ viel Schweinefleisch essen und trotzdem sehr lange leben.

3.4 Vegetarische und vegane Ernährung in Gesundheitsvorsorge, Sekundärprävention und Therapie

Unterschied zwischen Gesundheitsvorsorge (Primärprävention) und Sekundärprävention

Die Gesundheitsvorsorge oder Primärprävention richtet sich in erster Linie an Menschen ohne erkennbare Risikofaktoren für bestimmte Krankheiten. Im Gegensatz dazu versteht man unter Sekundärprävention Maßnahmen zur Verhinderung von Krankheiten bei Menschen mit Risikofaktoren wie Übergewicht, Untergewicht und Nikotinmissbrauch oder mit bereits überstandenen Krankheiten in der Vergangenheit wie nach Herzinfarkt oder Krebs.

Von alters her wird die Ernährung gezielt eingesetzt, um durch Diäten oder bestimme Lebensmittel die Heilung von Krankheiten zu fördern. Aus den vorgestellten Daten kann man folgern, dass gut geplante, korrekt umgesetzte vegetarische und vegane Ernährung genauso wie traditionelle Kostformen einen hohen Stellenwert in der Gesundheitsvorsorge und in der Sekundärprävention haben können. Sie werden sich aber natürlich auch bei der Behandlung von Krankheiten als begleitende Maßnahme günstig auswirken, sofern keine medizinisch bedingten Einschränkungen oder Gegenanzeigen

(Kontraindikationen) vorliegen. So haben sich beispielsweise in der Therapie von Diabetes mellitus Typ 2, Bluthochdruck oder Fettstoffwechselstörungen optimal umgesetzte vegetarische und vegane Kostformen als erfolgreich erwiesen.[68–70]

Die positiven Wirkungen pflanzenbetonter Ernährungsformen in der Therapie lassen sich vor allem auf einen hohen pflanzlichen Anteil in der Nahrung, wenig Zucker, wenig gesättigte Fettsäuren und eine Gewichtsnormalisierung zurückführen.

Wir wollen die Einschränkungen und Grenzen vegetarischer und veganer Ernährungsformen in der Sekundärprävention und in der Therapie von Gesundheitsstörungen am Beispiel von Übergewicht und Untergewicht näher erklären.

Übergewicht ist ein großes und stetig wachsendes Problem in allen modernen westlich orientierten Gesellschaften: Die Betroffenen versuchen oft ein Leben lang, dieses Problems Herr zu werden – mit verschiedensten Wunder versprechenden Diäten, zu denen heute zunehmend auch eine vegane Ernährung gerechnet wird. Üblicherweise jedoch sind die Erfolge all dieser Diäten trotz größter Anstrengungen nur von kurzer Dauer. Dies liegt auch daran, dass sich einerseits bei Übergewichtigen durch Diätphasen der Energiestoffwechsel verlangsamt und damit der Kalorienbedarf abnimmt, während andererseits gleichzeitig der Appetit zunimmt. Verantwortlich dafür sind beispielsweise durch die Diät ausgelöste hormonelle Veränderungen oder die Zunahme von Stress. Zudem können Störungen im Magen-Darm-Trakt mit Veränderungen der Zusammensetzung der Darmflora und einem veränderten Resorptionsverhalten eine erhöhte Energieaufnahme bewirken.

Natürlich ist es erfreulich, dass vegan und vegetarisch lebende Menschen durchschnittlich ein niedrigeres Gewicht und einen niedrigeren Body-Mass-Index haben als Mischköstler und somit das Adipositasrisiko in dieser Bevölkerungsgruppe insgesamt niedriger ist (siehe

Seite 49). Gerade auch Kinder, die sich vegan oder vegetarisch ernähren, haben ein niedrigeres Gewicht als Kinder, die sich „westlich" ernähren. Deshalb eignet sich eine gut umgesetzte und kalorienangepasste vegetarische oder vegane Ernährung hervorragend für die Prävention von Übergewicht und Adipositas im Kindes- und Erwachsenenalter.[71–73]

Allerdings ist das durchschnittlich niedrigere Gewicht kein Hinweis darauf, dass sich vegetarische und vegane Ernährung besonders gut zur Behandlung eines bereits bestehenden Übergewichts eignen würde. Denn das Problem „Übergewicht" lässt sich langfristig nur durch einen veränderten Gesamtlebensstil mit mehr Bewegung lösen, der – natürlich – von einer gesunden, kalorienangepassten Ernährung begleitet wird.

Bei der Wahl der geeigneten Kostform zum Abnehmen sind zunächst zwei grundlegende und leicht verständliche Faktoren zu berücksichtigen: die Zufuhr von Kalorien und die Zufuhr von Mikronährstoffen. Wer abnehmen will, muss über einen bestimmten (meist längeren) Zeitraum weniger Kalorien zu sich nehmen, als er verbraucht. Das macht stärkere Beschränkungen bei einfachen Kohlenhydraten und Fetten unumgänglich. Das ist für Veganer meist einfach umzusetzen.

Durch die Nutzung einer kalorienreduzierten Ernährung werden Abnehmwillige aber nicht mehr ausreichend und ausgewogen mit essenziellen Aminosäuren und mit anderen Mikronährstoffen versorgt.

Dies gilt natürlich auch für kalorienreduzierte vegetarische und vegane Kostformen. Deshalb ist eine gesundheitlich unschädliche Gewichtsabnahme bis hin zum „Wunschgewicht" auch mit vegetarischer oder veganer Ernährung nur bei optimaler Planung und einer ausreichenden Supplementierung fehlender Nährstoffe sowie bei Bedarf unter Begleitung eines erfahrenen Therapeuten sinnvoll.

Aus medizinischer Sicht muss **Untergewicht** genauso vermieden werden wie Übergewicht.

Als einfaches Maß für ein Zuviel oder Zuwenig an Gewicht gilt der Body-Mass-Index (BMI).

So errechnen Sie Ihren BMI

Den Body-Mass-Index (BMI) errechnen Sie einfach aus Ihrer Körpergröße und dem Körpergewicht als kg/m² „Gewicht in Kilogramm durch Größe mal Größe in Metern". Für ein „normales" Gewicht sollte sich der BMI ungefähr zwischen 19 bis 20 und 25 bis 27 bewegen und wenn er zwischen 20 und 27 liegt, wird ihm heute sogar ein gesundheitsfördernder Effekt zugeschrieben.

Tatsächlich haben Veganer und Vegetarier durchschnittlich einen niedrigeren BMI als Mischköstler, wobei allerdings ergänzt werden muss, dass auch Fischesser einen deutlich niedrigeren BMI haben als Fleischesser.[74–78] Man geht generell davon aus, dass der niedrigere BMI mit einer vielfältigen, kalorienangepassten und pflanzenbasierten Kost und einem gesunden Lebensstil verknüpft ist, wie ihn Veganer, Vegetarier und die Vertreter der traditionellen Ernährung bevorzugen.

Der durchschnittliche BMI einer Gruppe von Menschen sagt aber natürlich nicht viel über den BMI von Einzelnen aus und kann beispielsweise auch damit zusammenhängen, dass größere Teile der Gruppe unter- oder übergewichtig sind. Dies wird in der Berichterstattung häufig nicht differenziert. Bei näherer Betrachtung findet sich ein relativ hoher Anteil an untergewichtigen Veganern.

In der oft zitierten Deutschen Vegan Studie sind 25,3 % der weiblichen Teilnehmer (BMI < 19) und 25,4 % der männlichen Teilnehmer (BMI < 20) untergewichtig.[79] In einer Subuntersuchung der VVL-Studie (vegetarisch-vegane Lebenswelten) aus dem Jahre 2011 waren unter den teilnehmenden 16- bis 20-jährigen Frauen mit veganer Ernährung 16,1 % untergewichtig (BMI < 18,5). Unter vegetarischer Ernährung fand sich interessanterweise nur bei 2,8 % ein Untergewicht.[80]

Diese Aussagen weisen darauf hin, dass bei veganer Ernährung wie bei jeder anderen einschränkenden Ernährungsform (etwa Rohkosternährung, Diäten zur Gewichtsabnahme und bei Allergien, Essstörungen wie bei Anorexie) nicht nur das Risiko für eine Unterversorgung mit Mikronährstoffen, sondern auch das Risiko für Untergewicht und die daraus resultierenden negativen Folgen erhöht sein kann.

3.4.1 Die Folgen von Untergewicht

Untergewicht hat wie Übergewicht gravierende Folgen und beeinflusst das Herz-Kreislauf-, Magen-Darm-, Skelett- und Fortpflanzungssystem negativ.[81] Es löst Zyklus- und Hormonstörungen aus, reduziert die Empfängnisraten und erhöht Komplikationen in der Schwangerschaft sowie den Anteil an Kaiserschnitten, Frühgeburten und Geburten mit niedrigem Geburtsgewicht.[82–85] Aus diesen Gründen ist Untergewicht genauso als Gesundheitsstörung anzusehen wie Übergewicht und muss entsprechend behandelt werden. Deshalb bedürfen alle Menschen mit Untergewicht und ganz besonders auch sehr schlanke Veganer einer hohen Aufmerksamkeit von Seiten ihres Therapeuten.

Übergewicht bei Veganern

Es gibt übrigens auch unter Veganern einen Anteil an Übergewichtigen: In der VVL-Studie waren 16,5 % der Frauen und 21 % der Männer übergewichtig.[86] Dieser Anteil fällt damit auf jeden Fall deutlich niedriger aus als in der deutschen Durchschnittsbevölkerung.

3.5 Vorhandene Daten korrekt interpretieren

Wir wollen am Ende dieses Kapitels nicht versäumen, darauf hinzuweisen, dass Aussagen, wonach eine vegane Ernährung als höherwertig gegenüber vegetarischer oder traditioneller Kost anzusehen sei, nicht pauschal gerechtfertigt ist. Das hängt aus unserer Sicht vor allem mit einer nicht immer objektiven Interpretation zusammen.

Die von Dr. Keller[87] genannten Studien[88–94] und verschiedene andere Studien[95–99] stellen den gesundheitlichen Nutzen vegetarischer und veganer Ernährung sehr positiv dar. Sie vergleichen aber Vegetarier und Veganer vor allem mit Mischköstlern und Fleischessern im Sinne unserer westlichen Standardernährung, während die traditionellen Kostformen weitgehend unberücksichtigt bleiben.

Bisher lagen offensichtlich keine experimentellen Studien vor, die vegetarische Kostformen direkt mit einer mediterranen Kost vergleichen. In der derzeit laufenden CARDIVEG-Studie wird nun untersucht, ob sich diese beiden Kostformen bei der Vorbeugung von kardiovaskulären Erkrankungen unterscheiden.[100]

Wenn man aber die eingangs von uns erwähnten Studienergebnisse zur traditionellen Ernährung betrachtet, sind sie wahrscheinlich genauso überzeugend wie die Studien mit vegetarischer oder veganer Kost.

Bei vielen dieser Studien schneidet vegane Kost tatsächlich besser ab als eine vegetarische oder eine Kost mit Fisch.[101–106] Aber es gibt auch Studien, bei denen Vegetarier und Fischesser besser als Veganer bewertet werden. So nimmt beispielsweise das Risiko für postmenopausalen Brustkrebs laut der UKWCS-Studie bei Fischessern mit 40 % deutlich stärker ab als bei Vegetariern mit 15 %.[107] Ebenso liegt die Herzinfarktsterblichkeit bei Vegetariern und Fischessern um 34 % unter der von Mischköstlern, während sie bei Veganern um 26 % niedriger ist.[108]

Wir wollen am Ende dieses Kapitels
mit einigen Mythen aufräumen,
die vegane Ernährung „verklären".

Wir wollen am Ende dieses Kapitels mit einigen Mythen aufräumen, die vegane Ernährung „verklären". Das Buch die „China-Studie – Die wissenschaftliche Begründung für eine vegane Ernährungsweise" von T. Colin Campbell und Thomas M. Campbell[109] ist unter Veganern sehr bekannt, enthält aber widersprüchliche Aussagen.

Die in dem Buch angeführten Studien wurden in 1970er- und 1980er-Jahren in China im ländlichen Raum vorgenommen (vgl. Buch S. 74). Die Autoren beschreiben in ihrem Buch, dass die Menschen damals noch traditionell lebten und in der Ernährung einen Fettanteil von 14,5 % sowie einen Eiweißanteil von 9–10 % der Gesamtenergie hatten, wobei 10 % des Eiweißes aus tierischer Quelle kamen. Der Rest waren komplexe Kohlenhydrate aus Obst, Gemüse und Getreide (regional, naturbelassen, ballaststoffreich, antioxidanzienreich) mit einem geringen Anteil an raffinierten Kohlenhydraten. Die Autoren akzeptieren neben einer fettarmen pflanzlichen Kost auch ein Viertelliter Milch oder Joghurt pro Tag (vgl. Buch S. 135) sowie kleine Mengen tierischer Produkte, die zur Vereinfachung der Ernährung zu vernachlässigen wären (vgl. Buch S. 260). Das ist dann natürlich nicht mehr vegan!

Nach korrekter Interpretation der Aussagen deckt sich also überraschenderweise die Argumentation der Autoren der „China-Studie" weitgehend mit dem oben positiv geschilderten „traditionellen" Ernährungs- und Lebensstil und unterstützt die Ansicht, dass traditionelle Kostformen mit ihrem kleinen Anteil an Fleisch- und Milchprodukten einen hohen Stellenwert für die Förderung der Gesundheit haben.

China-Studie: Kritik aus den eigenen Reihen

Im Internet schreibt der selbst aus dem vegetarischen Umfeld stammende Autor Martin Pätzold auf der Seite der veganen Gesellschaft zu Campbells China Study: *„Dieses Buch wird nun mit einer erstaunlichen Reflexhaftigkeit ... in bestimmten Kreisen zum fünften Evangelium erklärt ... die Art und Weise, wie diese Empfehlung von einigen betrieben wird, erinnert ... an quasireligiöse Verkündigung. Eine kritische Reflexion findet nicht statt."*[110]

Ein weiterer, von vielen Veganern verehrter Autor ist der Arzt Caldwell B. Esselstyn. Er hatte in den 1980er-Jahren in einer eher kleinen Diät-Studie ohne die notwendige Vergleichsgruppe und mit nur 11 Patienten, die an koronarer Herzkrankheit litten, eine starke Reduktion von Cholesterin und LDL festgestellt. Zudem fand sich bei 5 von 25 Gefäßverengungen eine Zunahme des inneren Gefäßdurchmessers, wogegen sie aber in 6 Fällen abnahm.[111] Aber auch in dieser Studie wird nicht primär ein veganer Lebensstil angestrebt, sondern vor allem eine starke Reduktion des Fettanteils in der Nahrung, die mit einer pflanzenbasierten Kost mit weniger als 10 % Fettkalorien sowie mit Magermilch und magerem Joghurt erzielt wurde. Es handelte sich also bei diesem Text definitionsgemäß nicht um eine vegane Studie, sondern um eine Untersuchung mit vegetarischer, fettreduzierter Ernährung.

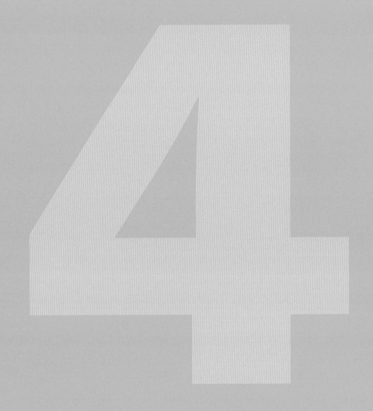

Kapitel

Die Versorgung mit
essenziellen Nährstoffen

4 DIE VERSORGUNG MIT ESSENZIELLEN NÄHRSTOFFEN

Wie schon erwähnt, ist es für die Gesundheit wichtig, den Körper mit den richtigen Nährstoffen in der richtigen Menge zu versorgen. Dabei handelt es sich um:

1. Makronährstoffe
2. Mikronährstoffe

4.1 Makronährstoffe

Als Makronährstoffe bezeichnet man Kohlenhydrate, Fette und Eiweiß. Sie dienen in erster Linie der Versorgung mit Energie und sind deshalb lebensnotwendig. Grundsätzlich benötigen wir zur optimalen Versorgung unseres Körpers ein ausgewogenes Verhältnis dieser drei Stoffgruppen. Allerdings streiten sich Experten immer wieder darüber, wie dieses Verhältnis zu definieren ist. Wir empfehlen die folgende Verteilung der Makronährstoffe, die sich an den Richtwerten für die Nährstoffzufuhr der deutschsprachigen Ernährungsgesellschaften, zu denen auch die Deutsche Gesellschaft für Ernährung gehört, orientiert. Sie werden als D-A-CH-Referenzwerte bezeichnet:[112–113]

○ **Anteil der Kohlenhydrate über 50 %:** In der Natur sind Kohlenhydrate in nennenswerten Mengen nur in pflanzlichen Lebensmitteln enthalten. Man unterteilt die Kohlenhydrate in einfache Kohlenhydrate (wie in Zucker und Weißmehl) und komplexe Kohlenhydrate, die in stärke- und ballaststoffreichen Lebensmitteln enthalten sind. Einfache Kohlenhydrate in Form von „freien" Zuckern (siehe Seite 101 und 176), die vom Organismus schnell aufgenommen werden, sollten laut Weltgesundheitsorganisation WHO zugunsten von komplexen Kohlenhydraten auf 5 bis 10 % der Gesamt-Energieaufnahme beschränkt werden.[114–115] Das ist mit vollwertiger traditioneller, vegetarischer und veganer Ernährung bei einem weitgehenden Verzicht auf künstliche Zucker gut umsetzbar.

- **Anteil der Fette 30 bis 35 %:** Fette sind in pflanzlichen und tierischen Lebensmitteln in unterschiedlicher Qualität enthalten. Sie werden aufgrund ihres Gehalts an „gesättigten" und „ungesättigten" Fettsäuren unterschieden. Fette mit hohem Anteil an gesättigten Fettsäuren wie sie beispielsweise in Wurst und verschiedenen anderen tierischen Produkten vorkommen, sollten vermieden werden zugunsten von kalt gepressten pflanzlichen Fetten und von Fischfetten mit einem größeren Anteil an „einfach und mehrfach ungesättigten" Fettsäuren. Die Gesamtaufnahme an gesättigten Fetten sollte auf höchstens 10 % der Gesamt-Makronährstoffaufnahme begrenzt werden. Künstlich erzeugte Transfettsäuren sollten generell vermieden werden und auf keinen Fall mehr als 1 % der Ernährung betragen.

Transfettsäuren

Bei den Transfettsäuren handelt es sich um Fettsäuren, die vor allem bei der industriellen Härtung von Pflanzenfetten entstehen und in teilgehärteten Fetten vieler Fertiggerichte, wie in Pizza, frittierten Kartoffelprodukten, Back- und Süßwaren enthalten sind.[116] Auch die Transfettsäuren sind ein Grund dafür, weshalb wir empfehlen, möglichst auf verarbeitete Lebensmittel zu verzichten.

Ab Seite 135 ff. finden Sie zur Vertiefung dieses Themas eine detaillierte Aufstellung der verschiedenen Fette in der Nahrung, ihrer gesundheitlichen Bedeutung und der optimalen Zusammensetzung der Fettzufuhr.

- **Anteil an Eiweiß ca. 10 bis 15 %:** Die D-A-CH-Referenzwerte empfehlen eine tägliche Proteinzufuhr von 0,8 g/kg Körpergewicht, die etwa 10 % Proteinanteil in der Nahrung entspricht, halten aber 15 % noch für akzeptabel. Eiweiße sind sowohl in pflanzlichen als auch in tierischen Lebensmitteln enthalten. Sie sind unterschiedlich zusammengesetzt, und zwar aus den sogenannten Aminosäuren. Man sollte bei der Zufuhr auf hochwertiges Eiweiß mit einem hohen Anteil an essenziellen Aminosäuren achten. Sie sind lebensnotwendig und der Organismus kann sie nicht selbst herstellen. Da sie vor allem für den Aufbau der Muskeln unverzichtbar sind, werden sie auch als aufbauende oder „anabole" Aminosäuren bezeichnet.

  Tierische Eiweiße werden zu 94–98 % vom Körper verdaut und aufgenommen, pflanzliche Eiweiße zu 75–85 %.[117]

Makronährstoffe dienen dem Körper vor allem als Material für die Energiegewinnung, als Baustoffe für den Aufbau von Körperstrukturen wie beispielsweise der Muskulatur und als Grundstoffe für sonstige lebensnotwendige Substanzen wie Hormone oder Vitamin D sowie für einige Mikronährstoffe wie Fettsäuren und Aminosäuren.

Die Qualität des Eiweißes zählt

Früher wurde für die Bestimmung der Eiweißqualität die Methode der „biologischen Wertigkeit" verwendet. 1991 empfahlen die Food and Agriculture Organisation der Vereinten Nationen FAO und die WHO, die Eiweißqualität von Lebensmitteln nach dem PDCAAS (Protein Digestability Corrected Amino Acid Score) zu berechnen.[118] Er berücksichtigt neben der limitierenden Aminosäure auch die Verdaulichkeit eines Nahrungsproteins. Dass pflanzliche Lebensmittel dabei nicht hinter tierischen zurückstehen, zeigt folgende Übersicht mit einigen PDCAAS-Werten von Nahrungsproteinen:[119]

Ei	1,0	Kartoffel	0,6
Kuhmilch	1,0	Reis	0,6
Molkeeiweiß	1,0	Mais	0,5
Sojamehl	1,0	Weizen	0,4
Rindfleisch	0,9	Bohnen	0,4

Demnach haben Milch-, Ei- und Sojaproteine den höchstmöglichen PDCAAS-Wert von 1,0 und liegen damit höher als Fleisch und die genannten pflanzlichen Eiweiße. Wenn aber pflanzliche Lebensmittel vielseitig miteinander kombiniert werden, steigt der PDCAAS an. Vertiefende Informationen zum Thema Eiweiß finden Sie ab Seite 145 ff.

Die DGE sieht den PDCAAS derzeit als Zwischenlösung für die Beurteilung der Proteinqualität. Im Jahre 2013 empfahl die Food and Agriculture Organisation der Vereinten Nationen (FAO) künftig eine noch zuverlässigere Methode zur Erfassung der Proteinqualität, den DIAAS (Digestible Indispensable Amino Acid Score), zu verwenden.[120]

4.2 Mikronährstoffe

Mikronährstoffe leisten keinen Beitrag zur Versorgung mit Energie. Sie übernehmen aber andere wichtige Aufgaben im Stoffwechsel und sind deshalb ebenfalls lebensnotwendig. Zu ihren Aufgaben zählen:

- Steuerung von Immunsystem und Entzündungssystem
- Energieversorgung
- Entsorgung von freien Radikalen (diese Moleküle können das Gewebe schädigen) und Entgiftung von Schadstoffen
- Gehirn- und Nervenstoffwechsel
- Funktion von Spermien und Eierstöcken
- Informationsübertragung und Transportvorgänge
- Aufbau von Körperstrukturen sowie Bildung und Funktion von Hormonen

Zu den **Mikronährstoffen** im engeren Sinn zählen wir:

- Vitamine
- Mineralstoffe und Spurenelemente
- Fettsäuren
- Aminosäuren
- sekundäre Pflanzenstoffe und antioxidativ wirkende Stoffe

Die funktionelle Ernährungsmedizin, die sich schwerpunktmäßig mit den nicht energieliefernden Stoffen im menschlichen Organismus und deren Funktionen im Stoffwechsel beschäftigt, integriert wegen ihres hohen gesundheitsdienlichen Stellenwerts auch bestimmte Enzyme sowie Probiotika, Ballaststoffe und Prebiotika. Da Mikronährstoffe vom Menschen nicht oder häufig nicht in ausreichenden Mengen selbst hergestellt werden, müssen sie zum großen Teil über die Nahrung zugeführt werden.

Für Gesundheit, Leistungsfähigkeit und auch zur Unterstützung der Behandlung von Erkrankungen ist eine optimierte Zufuhr aller essenziellen Mikronährstoffe unverzichtbar. Das klingt schwierig, ist aber bei gesunden, normal belasteten Menschen mit einer gut geplanten vegetarischen oder veganen Kost in Bezug auf die Mikronährstoffe, die in Pflanzen reichlich enthalten sind, relativ einfach. Leider gibt es aber Mikronährstoffe, die nur in tierischen Produkten bzw. in größeren Mengen vorwiegend in tierischen Produkten enthalten sind – oder die in tierischen Produkten leichter verfügbar sind. Vor allem bei veganer Kost ist die Versorgung mit diesen Mikronährstoffen nur mit besonderem Aufwand und nur unter Einsatz von Supplementen möglich.

Wegen ihrer besonderen Bedeutung und ihres hohen Anteils in Pflanzen wollen wir an dieser Stelle die sekundären Pflanzenstoffe und die Antioxidanzien ausführlicher beschreiben. Auf die bei vegetarischer Ernährung kritischen Mikronährstoffe – einzelne Vitamine, Mineralstoffe, Spurenelemente, Fettsäuren und Aminosäuren – gehen wir im Kapitel „Kritische Mikronährstoffe" ab Seite 112 ff. ausführlicher ein.

4.2.1 Sekundäre Pflanzenstoffe

Einer der Vorzüge pflanzlicher Nahrungsmittel gegenüber tierischen Produkten ist ihr hoher Gehalt an sogenannten sekundären Pflanzenstoffen. Dabei handelt es sich um eine Vielzahl verschiedenster hocheffektiver und gesundheitsfördernder Wirkstoffe, deren Gehalt und Zusammensetzung sich von Pflanze zu Pflanze unterscheiden und die sich gegenseitig in ihrer Wirkung sinnvoll ergänzen.

Die wichtigsten Gruppen von sekundären Pflanzenstoffen werden als Terpene, Sulfide, Glucosinolate, Saponine, Phytosterine und Polyphenole bezeichnet. Die bekanntesten Vertreter aus diesen verschiedenen Gruppen sind die Karotinoide (z. B. Betacarotin), die Flavonoide, die Isoflavonoide (auch als Phytoöstrogene bekannt), die Anthocyane, die oligomeren Proanthocyanidine, die Tannine, die Salizylsäure und Resveratrol. All diese Substanzen übernehmen bei den Pflanzen vielfältige, unterschiedliche Funktionen, beispielsweise im Rahmen des Immunschutzes und des Hormonstoffwechsels, bei der Abwehr von Fressfeinden oder von Radikalen, bei der Abwehr von krebserzeugenden Stoffen, bei der Verarbeitung von Entzündungen, bei der Schadstoffentgiftung sowie bei der Übertragung von Informationen und bei der Regulation des Wachstums.

Sekundäre Pflanzenstoffe sind übrigens auch verantwortlich für die Farben von Pflanzen. Da unterschiedliche Farben ein Zeichen für unterschiedliche Pflanzenstoffe mit ihren jeweiligen Wirkungen sind, sollten wir jeden Tag nicht nur mehrere Portionen von pflanzlichen Lebensmitteln zu uns nehmen, sondern dabei auch auf unterschiedliche Farben achten.

5 am Tag

Die Kampagne „5 am Tag", die unter anderem von Fachgesellschaften wie der Deutschen Gesellschaft für Ernährung, Ministerien oder Krankenkassen unterstützt wird, gibt folgende einfache Empfehlung für die tägliche Zufuhr an pflanzlichen Lebensmitteln:

Essen Sie täglich mindestens 3 Portionen Gemüse, Rohkost und Salat sowie 2 Portionen Obst. Als einfaches Maß für eine Portion dient die eigene Hand. Das entspricht täglich rund 400 g Gemüse, Rohkost und Salat (z. B. 200 g gegartes

Ein weiterer wesentlicher Vorteil von
pflanzlichen gegenüber tierischen
Lebensmitteln besteht in ihrem hohen Gehalt
an verschiedenen antioxidativ wirkenden
Stoffen, die als Antioxidanzien oder
Radikalfänger bezeichnet werden.

>>

Gemüse und 200 g Rohkost/Salat) sowie etwa 250 g Obst bei Erwachsenen.[121–122]

Wir möchten noch ergänzen: am besten frisch aus der Region und in 5 verschiedenen Farben.

4.2.2 Antioxidativ wirkende Nährstoffe

Ein weiterer wesentlicher Vorteil von pflanzlichen gegenüber tierischen Lebensmitteln besteht in ihrem hohen Gehalt an verschiedenen **antioxidativ wirkenden Stoffen,** die als Antioxidanzien oder Radikalfänger bezeichnet werden. Antioxidanzien gehören zum körpereigenen Abwehrsystem und sorgen dafür, dass sogenannte freie Radikale beseitigt werden. Diese Radikale werden abhängig vom allgemeinen Gesundheitszustand, vom persönlichen Lebensstil und von individuellen Alltagsbelastungen beispielsweise durch Oxidationsprozesse, Schadstoffe, körperliche und geistige Anstrengungen, akute und chronische Krankheiten sowie diagnostische und therapeutische Maßnahmen in unterschiedlichem Umfang in verschiedenen Bereichen des menschlichen Körpers produziert. Sie können vielfältige Schäden hervorrufen wie Störungen im Immunsystem und im Energiehaushalt oder Entzündungen, Veränderungen in den Zellkernen und Störungen bei der Zellteilung.

"Antioxidativ" bedeutet nun
"gegen Oxidation" oder
"gegen schädliche Radikale".

Freie Radikale und Antioxidanzien

Es gibt viele Prozesse im Körper, bei denen es zu einer Oxidation, beispielsweise im Sinne einer Reaktion mit Sauerstoff oder Fetten kommt. Bei der Oxidation handelt es sich um eine chemische Reaktion, während der ein zu oxidierender Stoff (wie Wasserstoff) Elektronen abgibt, die ein anderer Stoff (wie Sauerstoff), der auch als Oxidationsmittel bezeichnet wird, aufnehmen kann. Dabei können die oft schädlichen "Radikale" entstehen. "Antioxidativ" bedeutet nun "gegen Oxidation" oder "gegen schädliche Radikale".

Die meisten der bekannten Antioxidanzien gehören zu den Mikronährstoffen. Besonders effektive Antioxidanzien sind Vitamin A, Vitamin C und Vitamin E, Glutathion, α-Liponsäure, Coenzym Q10, L-Cystein und die sekundären Pflanzenstoffe. Daneben nutzt der Körper zur Abwehr von schädlichen Radikalen auch noch enzymatische Antioxidanzien, welche die oben genannten Antioxidanzien sehr wirkungsvoll unterstützen, aber nur zusammen mit Mikronährstoffen wie B-Vitaminen, Eisen, Selen, Mangan, Magnesium oder Zink agieren können, die als sogenannte Cofaktoren genutzt werden.

Die antioxidative Kraft einzelner Antioxidanzien wird über ihr antioxidatives Potenzial definiert. So haben beispielsweise Glutathion, α-Liponsäure und sekundäre Pflanzenstoffe eine höhere antioxidative Kraft als die Vitamine C und E.

Die antioxidative Kapazität verschiedener pflanzlicher Lebensmittel beziehungsweise ihr Gehalt an Antioxidantien kann mittels verschiedener Messmethoden angegeben werden. Allerdings handelt es sich bei allen Methoden um rein theoretische Messungen im Labor, deren Übertragbarkeit auf Wirkungen beim Menschen eingeschränkt ist. Das US-amerikanische Landwirtschaftsministerium hat deshalb inzwischen seine Datenbank mit Werten nach der ORAC-Methode (ORAC = Oxygen Radical Absorption Capacity) zurückgezogen.[123]

Trotzdem kann die antioxidative Kapazität unserer Meinung nach für eine orientierende und vergleichende Einschätzung von Lebensmitteln dienlich sein. Wir zeigen deshalb in der nachfolgenden Tabelle aus einer umfangreichen norwegischen Datenbank mittlere Antioxidanziengehalte von Lebensmitteln. Sie wurden nach der FRAP-Methode (Ferric Reducing Ability of Plasma) ermittelt. Der Gehalt in Pflanzen war deutlich höher als in tierischen Lebensmitteln.[124]

Antioxidanziengehalte von Lebensmitteln in mmol/100g[125]	
Gewürze und Kräuter	29,02
Beeren	9,86
Schokolade (40–65 % Kakaoanteil)	7,20
Nüsse und Samen	4,57
Rotwein	2,50
Kaffee	2,50
Grüntee	1,50
Früchte	1,25
Gemüse	0,80
Fleisch	0,31
Fisch	0,11

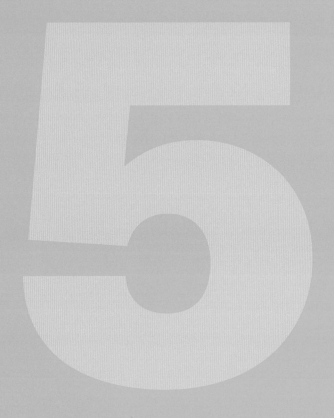

Kapitel

Die Risiken
veganer und vegetarischer Ernährung

5 DIE RISIKEN VEGANER UND VEGETARISCHER ERNÄHRUNG

Auch eine vegetarische oder vegane Ernährung ist nicht ohne Risiken. Im Vordergrund stehen dabei Nährstoffmängel durch schlechte Planung. Gesundheitliche Nachteile entstehen möglicherweise auch durch ungünstig wirkende pflanzliche Inhaltsstoffe, Nahrungsmittelunverträglichkeiten, Allergien oder Essstörungen.

5.1 Überversorgung mit Nährstoffen

Das Risiko einer gesundheitsschädigenden Überversorgung mit Makronährstoffen ist bei ausgewogener, möglichst naturbelassener pflanzenbasierter Kost geringer als mit unserer üblichen modernen Zivilisationskost, die wegen des hohen Gehalts an „leeren" Kalorien immer häufiger zu Übergewicht und chronischen „Zivilisationskrankheiten" führt.

Eine Überversorgung mit Mikronährstoffen bei vegetarischer oder veganer Ernährung – ohne die zusätzliche Einnahme von Nahrungsergänzungsmitteln – haben wir persönlich beim Spurenelement Selen durch den übermäßigen Verzehr von Paranüssen erlebt (siehe Erfahrungsbericht Epple-Waigel). Paranüsse enthalten im Vergleich zu anderen Lebensmitteln mit Abstand die höchsten Selenmengen (siehe Seite 17 und 129 f.). Zuviel Selen führt zu akuten oder chronischen Vergiftungserscheinungen wie Haarausfall, brüchigen Fingernägeln, Hautveränderungen, Knoblauchgeruch im Atem, Störungen des Nervensystems, Übelkeit, Erbrechen, Durchfällen, Leberschäden, Müdigkeit und Reizbarkeit.

Auch kann es zu gesundheitsgefährdenden Überdosierungen beim Spurenelement Jod durch Meeresalgen mit hohen Jodgehalten kommen (siehe Seite 134 f.).

5.2 Nährstoffmängel

Das Risiko von Nährstoffmängeln steigt bei einseitiger Ernährung. Auch in Zeiten mit erhöhten Anforderungen an den Stoffwechsel ist der Bedarf an Nährstoffen, insbesondere Mikronährstoffen, erhöht und eine ausreichende Versorgung erschwert. Hierzu gehören:

- Schwangerschaft und Stillzeit
- Kindheit, Jugend und Alter
- Leistungssport
- chronische Stressbelastungen
- chronische Krankheiten
- Operationen
- Störungen im Magen-Darm-Trakt wie Resorptionsstörungen oder chronischer Durchfall
- Einnahme von Medikamenten
- Diäten, wie sie bei Übergewicht, Allergien und anderen Krankheiten zum Einsatz kommen

Auf einige dieser Situationen gehen wir später noch ein.

Bei ausgewogener vegetarischer Ernährung ist die Versorgung mit Makronährstoffen normalerweise ausreichend. Allerdings wurden in der Vergangenheit besonders bei Veganern häufig die Zufuhrempfehlungen für Protein und Nahrungsenergie nicht erreicht und sie hatten relativ häufig Untergewicht (siehe Seite 49 f.).

Eine zu ballaststoffreiche vegane Kost beeinträchtigt im Säuglings- und Kleinkindalter eine ausreichende Versorgung mit Proteinen und Nahrungsenergie.[126]

Es gibt zahlreiche Mikronährstoffe, bei denen es ganz generell bei einschränkenden Kostformen – also auch bei Diäten zum Abnehmen – leicht zu einer Unterversorgung kommen kann. Jede Fehl- und

Mangelversorgung mit Mikronährstoffen kann zu vielfältigen und teilweise sehr schweren negativen Wirkungen auf Gesundheit und Leistungsfähigkeit führen, wie zu verschiedenen Anämieformen, Rachitis, Stoffwechselerkrankungen, Herz-Kreislauf-Erkrankungen, neurodegenerativen (den Verfall des Nervensystems betreffenden) Erkrankungen, Immunstörungen oder Krebs.

Leitzmann und Keller differenzieren und benennen als kritische Mikronährstoffe bei vegetarischer Ernährung Eisen, Jod, Vitamin D, Zink und Omega-3-Fettsäuren, bei veganer Ernährung zusätzlich noch Vitamin B_{12}, Kalzium und Vitamin B_2.[127]

Aus ärztlicher und ernährungswissenschaftlicher Sicht gelten als „Risiko-Mikronährstoffe" bei vegetarisch oder vegan lebenden Menschen auch noch Vitamin A (das allerdings bei ausreichender Zufuhr aus Beta-Karotin gebildet werden kann), Vitamin B_1, Vitamin B_6, Vitamin K_2, sowie bei den Omega-3-Fettsäuren, die vor allem im Fischöl enthaltene Eicosapentaensäure und Docosahexaensäure (siehe auch Kapitel „Kritische Mikronährstoffe"). Bei sehr ungünstiger Lebensmittelauswahl fehlt es auch an einigen essenziellen Aminosäuren. Wenn allgemein ein erhöhter Bedarf besteht, könnte auch die Versorgung mit weiteren Mikronährstoffen wie Vitamin B_3 oder Glutathion nicht ausreichen.

Veganer haben ein gewisses Mangelrisiko für Kalzium[128] sowie für das fast nur in tierischen Produkten vorkommende L-Carnitin und Kreatin. Ein Selenmangel tritt aufgrund der regional unterschiedlichen Selenverarmung der Böden in Deutschland häufig auf und wird auch bei Nichtvegetariern beobachtet. Auch mit Vitamin D, Jod, Eisen und Kalzium sind nicht nur Vegetarier, sondern auch Nichtvegetarier unterversorgt. Mit all diesen kritischen Nährstoffen beschäftigen wir uns ausführlich ab Seite 112 ff.

5.3 Antinutritiva – ungünstig wirkende Bestandteile pflanzlicher Lebensmittel

Eine vielen Menschen nicht bewusste „Nebenwirkung" pflanzlich orientierter Kostformen ist die schlechtere Aufnahme von zahlreichen Mikronährstoffen, vor allem von Spurenelementen. Bei vorwiegend pflanzlicher Ernährung ist die Resorption im Darm durch Phytinsäure (Phytate), durch einen hohen Ballaststoffanteil und durch die Hemmung von Verdauungsenzymen erschwert. Pflanzlich orientierte Ernährung erfordert deshalb höhere Zufuhrmengen von Mikronährstoffen als eine Mischkost. Zu den möglicherweise ungünstig wirkenden Stoffen in pflanzlichen Lebensmitteln werden vor allem Gerbstoffe, Lektine, Saponine und Phytinsäuren gerechnet.

Trotzdem sind die meisten der folgenden „Antinutritiva" in kleineren Mengen genossen unproblematisch. Gerade bei Unverträglichkeiten bietet es sich an, die Zufuhr von Antinutritiva auf mehrere kleinere Portionen zu verteilen und auf diese Weise auch von den positiven Wirkungen dieser Stoffe zu profitieren. Trotzdem müssen die Auswirkungen dieser Stoffe bei der Umsetzung einer vegetarischen oder veganen Ernährung berücksichtigt werden.

5.3.1 Gerbstoffe

Gerbstoffe wie Gallussäure, Ellagsäure oder Epigallo-Catechingallat zählen zu den sekundären Pflanzenstoffen aus der Gruppe der Polyphenole. Diese übernehmen im Menschen viele verschiedene gesundheitsfördernde Funktionen.

Gerbstoffe sind in verschiedenen Fischölen und in Leinöl sowie in pflanzlichen Bestandteilen wie Blättern, Stielen, Kernen, Hölzern, Rinden, Früchten und Wurzeln von Kastanien, Bananen, Tee, Kaffee, Rhabarber, Heidelbeeren oder Weintrauben enthalten und können Proteine vernetzen. Sie haben wie die anderen Polyphenole überwiegend gesundheitsdienliche Effekte und wirken adstringierend (zusammen-ziehend), entzündungshemmend, antioxidativ, antikanzerogen (gegen Krebs), antibakteriell, antiviral und entgiftend.

Sie können jedoch die Resorption von Arzneimitteln und von Mineralstoffen wie beispielsweise Eisen behindern. Bei der Zubereitung von Tee gehen weniger Gerbstoffe in den Tee über, wenn man ihn nur kurz, etwa zwei bis vier Minuten, ziehen lässt. Lediglich in höherer Dosierung und bei Langzeitanwendung können Gerbstoffe zu Beschwerden im Magen-Darm-Trakt oder zu Leberschäden führen.

5.3.2 Lektine

Als Lektine (Glykoproteine) wird eine große Gruppe unterschiedlicher Eiweiße bezeichnet, zu denen beispielsweise Phasin zählt, das sich vor allem in grünen Bohnen oder in Kichererbsen findet. Sie gehören zu den sekundären Pflanzenstoffen. Lektine binden sich an spezifische Zuckerstrukturen von Zellen und lösen dort bei Zufuhr größerer Mengen biochemische Reaktionen aus. Sie können zum Beispiel die oberste Zellschicht von Darm und Blutgefäßen und den Metabolismus (Stoffwechsel) von Eiweiß, Kohlenhydraten oder Fetten schädigen sowie rote Blutkörperchen verklumpen und entzündungsfördernde Wirkungen entfalten. Lektine können allerdings auch positive Effekte zeigen, etwa die Immunaktivität günstig beeinflussen und eine Antikrebsaktivität entwickeln.[129–135]

Lektine sind in kleinen und unschädlichen Mengen in vielen Pflanzen enthalten. In höheren Konzentrationen findet man sie in bestimmten Hülsenfrüchten wie Gartenbohne, Kidneybohne und Soja oder in Weizen. Pseudogetreide wie Amaranth und Quinoa enthalten kaum Lektine.

Lektine werden bei der Verdauung im Magendarmtrakt nicht zerstört und können in rohem Zustand giftig sein. Deshalb sollten

Lebensmittel mit höherem Lektingehalt nicht roh verzehrt werden. Durch Bearbeitung der betroffenen Lebensmittel, besonders durch Kochen, werden Lektine in der Regel weitgehend abgebaut. Deshalb erinnern wir daran, Hülsenfrüchte, die viele Lektine enthalten, vor dem Verzehr zu fermentieren oder einzuweichen und sie dann zu garen beziehungsweise zu kochen.

In der Praxis scheinen Lektine deshalb bei ausgewogener Kost und bei korrekter Kochtechnik keine negativen Auswirkungen zu zeigen. Das liegt neben dem Abbau durch Kochen wohl auch an den üblicherweise kleinen Zufuhrmengen, an einer entsprechenden Schutzschicht auf dem menschlichen Darmepithel und der großen Darmoberfläche, über die sich die Lektine verteilen.

5.3.3 Saponine

Auch die Saponine (Glykoside aus Alkohol und Zucker) werden zu den sekundären Pflanzeninhaltsstoffen gerechnet. Sie schützen Pflanzen unter anderem vor Befall mit Pilzen oder Insekten. Sie sind beispielsweise in Hülsenfrüchten, Soja, Spargel, Hafer oder Lakritze enthalten. Vegetarier können je nach der Menge der verzehrten Hülsenfrüchte deutlich mehr an Saponinen aufnehmen als die Durchschnittsbevölkerung. Kochen reduziert teilweise den Saponingehalt in Hülsenfrüchten. Über die Nahrung werden Saponine nur in geringem Umfang resorbiert und möglicherweise haben sie auch gesundheitsfördernde Wirkungen. Sie können jedoch in größeren Mengen die Darmschleimhaut reizen und führen im Blut zur Auflösung von roten Blutkörperchen.[136–139]

Ein relativ bekanntes Saponin ist das giftige Solanin. Es findet sich vor allem in Nachtschattengewächsen, wie in rohen, verletzten oder lange dem Licht ausgesetzten Kartoffeln direkt unter der Schale und in den Keimen sowie in grünen Anteilen von Tomaten. Eine Solaninvergiftung kann Symptome wie Übelkeit, Erbrechen, Durchfall bis hin zu

Krämpfen oder Atemlähmung hervorrufen. Um die Solaninaufnahme durch Kartoffeln gering zu halten, sollten sie dunkel, nicht unter 10 °C und trocken gelagert sowie grüne Anteile (gilt auch für Tomaten) und Keime großzügig entfernt werden. Das Kochwasser sollte nicht verwendet werden. Bei den üblichen Verzehrmengen und wenn diese Maßnahmen beachtet werden, sind Kartoffeln aber unbedenklich.[140–141]

5.3.4 Phytinsäure

Die Phytinsäure (Myo-Inositolhexaphosphat) zählt ebenfalls zu den sekundären Pflanzenstoffen und ist Bestandteil von Getreide, Weizenkleie, Reiskleie, Soja, Nüssen und Hülsenfrüchten. Die Phytinsäure kann die Resorption von Spurenelementen wie Zink, Kalzium, Magnesium und Eisen im Darm reduzieren.

Bei normaler Mischkost sind die aufgenommenen Mengen an Phytinsäure zu gering, als dass sie zu einem Mangel an Spurenelementen führen könnten. Fermentieren, Keimen, Einweichen oder Sauerteigführung sind Möglichkeiten, den Phytinsäuregehalt zu verringern.[142–143]

Andererseits wissen wir inzwischen, dass die Phytinsäure positive antioxidative und das Immunsystem beeinflussende Effekte auf unsere Gesundheit zeigen kann und beispielsweise in der Prävention von Diabetes, Fettstoffwechselstörungen und Krebs eine Rolle spielt.

5.4 Nahrungsmittelunverträglichkeiten

Bei Nahrungsmittelunverträglichkeiten treten nach Aufnahme bestimmter Lebensmittel oder bestimmter Inhaltsstoffe dieser Lebensmittel gesundheitliche Beschwerden auf. Ursachen sind vor allem angeborene oder erworbene Enzymdefekte, Enzymmangel, Darmfunktionsstörungen, bei industrieller Verarbeitung zugesetzte Stoffe, immunologische Störungen, Missverhältnisse zwischen Zufuhr und Abbau von Lebensmittelinhaltsstoffen sowie Allergien.

Nahrungsmittelunverträglichkeiten äußern sich als Nahrungsmittel-überempfindlichkeiten, -intoleranzen oder -allergien.

5.4.1 Unverträglichkeit von glutenhaltigem Getreide

Gluten oder „Klebereiweiß" besteht aus unterschiedlichen Eiweiß-stoffen, den Prolaminen und Glutelinen. Es ist Bestandteil vieler Getreidesorten wie Weizen, Roggen, Gerste, Grünkern, Dinkel, Ein-korn, Emmer, Kamut, Bulgur und weiteren verwandten Arten sowie Bestandteil des Weizeneiweißprodukts Seitan. Aber auch verschiedene industriell verarbeitete und mit Stabilisatoren oder Verdickungsmitteln versetzte Lebensmittel wie Pommes frites oder Wurstwaren können Gluten enthalten.

Mit der durchschnittlichen Ernährung nimmt ein Erwachsener etwa 10 bis 20 g Gluten pro Tag auf. Eine Scheibe Weizenbrot enthält in etwa 2,5 g Gluten.[144]

Eine Unverträglichkeit von glutenhaltigem Getreide kann sich in drei verschiedenen Krankheitsbildern äußern:[145]

- Zöliakie (einer sogenannten Autoimmunerkrankung) mit einer Unverträglichkeit von Gluten
- Weizenallergie (siehe unter Allergie)
- Nichtzöliakie-Nichtweizenallergie-Weizensensitivität (kurz „Weizenempfindlichkeit", im englischen Sprachgebrauch „NCGS = non celiac gluten sensitivity")

Die Häufigkeit von Zöliakie beträgt nach neueren Daten bei Kindern und Jugendlichen in Deutschland 0,9 %.[146]

Patienten mit Zöliakie müssen sich ein Leben lang glutenfrei ernähren, weil schon geringste Glutenmengen von 10 mg pro Tag zu schweren Entzündungen der Darmschleimhaut und zu Komplikationen führen können. Als „glutenfrei" deklarierte Lebensmittel dürfen lediglich bis zu 20 mg Gluten pro kg enthalten.[147]

Die Anzahl der Menschen, die unter einer Weizen-Empfindlichkeit neigen, lässt sich nur schwer einschätzen. Die Betroffenen zeigen Symptome wie Bauchschmerzen, Gelenkschmerzen, Übelkeit, Kopfschmerzen oder Erschöpfung. Möglicherweise sind die Ursachen für diese Beschwerden aber nicht das Gluten selbst, sondern andere Eiweißstoffe (die sogenannten ATIs = Amylase-Trypsin-Inhibitoren) in glutenhaltigen Getreiden oder bestimmte Kohlenhydrate (die sogenannten FODMAPs = fermentierbare Oligo-, Di-, Monosaccharide und Polyole), die in Hülsenfrüchten, Obst, Gemüse und auch Getreidearten vorkommen.[148] Aber auch andere Stoffe wie die Lektine (s. dort) können Beschwerden verursachen.

Menschen, die glauben, auf Weizen oder Gluten empfindlich zu reagieren, sollten beim Arzt immer zuerst eine Zöliakie oder eine Weizenallergie ausschließen lassen, bevor sie eine Diät beginnen. Meistens genügt es, wenn sie größere Mengen an Weizen und anderen glutenhaltigen Getreiden meiden.[149]

Glutenfreie Getreide sind Mais, Reis und Hirse inklusive Sorghum. Auch die für die Mehlherstellung nutzbaren Pseudogetreide Amaranth, Buchweizen, Hanf und Quinoa, die Hülsenfrüchte Soja, Lupine und Johannisbrot sowie die Esskastanie sind glutenfrei. Hafer enthält an Stelle des im Weizen angereicherten Glutenins das Glutelin Avenin und wird deshalb meist auch von Menschen mit Glutenunverträglichkeit gut vertragen.

Leider werden glutenhaltige natürliche Lebensmittel immer häufiger als generell ungesund angesehen. Das halten wir für eine unglückliche Entwicklung, weil gerade vegan lebende Menschen möglichst viele verschiedene Getreidearten nutzen sollten, um sich vielfältig mit Nährstoffen zu versorgen. Außerdem profitieren gesunde Menschen, die keine Probleme mit Gluten haben, nicht von einer glutenfreien Ernährung, aber natürlich von den Nährstoffen im Getreide. Genauso gut könnte man beispielsweise Soja mit seinem Allergierisiko und seiner potenziell hormonellen Wirkung oder die verschiedenen Obstsorten mit ihrem Risiko für Fruktoseunverträglichkeiten (Fruktose = Fruchtzucker) generell als gesundheitsschädlich verteufeln.

Entsprechende Glutenängste in der Bevölkerung werden von der Lebensmittelindustrie ausgenutzt und unterstützt, weil „glutenfreie" Lebensmittel industriell erzeugt und sehr viel teurer verkauft werden können. Sie enthalten aber meist Zusatzstoffe und sind damit nicht mehr „natürlich" – und auch sie werden nicht von allen Menschen problemlos vertragen!

Ersatz für das Klebereiweiß Gluten

Gluten ist zuständig für die Klebewirkung und für die Luftigkeit von Backwaren. Bei Zöliakie und Glutenunverträglichkeit werden für Brot, Kuchen und Gebäck glutenfreie Mehle – am besten als Mischung mehrerer Mehle – verwendet, beispielsweise Mehle aus Amaranth, Kastanien, Mandeln oder Buchweizen.

Um eine zufriedenstellende Bindung, Lockerheit und Saftigkeit sowie einen höheren Ballaststoffanteil zu erreichen, werden pflanzliche Verdickungsmittel wie Johannisbrotkernmehl, Guarkernmehl oder Flohsamenschalen (Psyllium) verwendet und eventuell ergänzt durch gestampfte Kartoffeln oder geriebene Äpfel sowie durch Nüsse, Samen, Kerne, Hefe und Backpulver.

Lakto-Ovo-Vegetarier können natürlich auch Eier und Honig nutzen, die ebenfalls gute Bindeeigenschaften haben. Die Rezepte müssen entsprechend angepasst werden.

5.4.2 Histaminintoleranz

Histamin ist ein Gewebshormon, das im Körper selbst gebildet wird. Es ist an allergischen Erkrankungen beteiligt, wirkt unter anderem gefäßerweiternd und verdauungsfördernd. Bei Menschen mit Histaminintoleranz ist das Histamin erhöht. Gründe dafür sind ein Mangel an histaminabbauenden Enzymen (Diaminoxidase und/oder Histamin-N-Methyltransferase), eine Hemmung der Enzymaktivität durch Arzneimittel oder ein Missverhältnis zwischen Zufuhr und Abbau von Histamin. Die Histaminintoleranz ist mit Beschwerden wie Kopfschmerz, Bauchschmerz, Durchfall, Blähungen, Erröten, Herzrasen oder Nasenschleimhautschwellungen verbunden. Sie kann beispielsweise durch eine Histaminbelastung und durch die Messung des Diaminoxidasespiegels nachgewiesen werden.

Bei einer Histaminintoleranz sollten histaminreiche Lebensmittel gemieden werden, zu denen unter anderem viele Fleisch- und Fischprodukte sowie einige Käsearten, Spinat, Sauerkraut, Tomaten, Bier und auch viele Rotweinsorten gehören.

5.4.3 Laktoseintoleranz (Hypolaktasie)

Diese Unverträglichkeit betrifft nur die Lakto-Vegetarier, nicht die Ovo-Vegetarier oder Veganer, die ja auf tierische Milchprodukte verzichten. Bei Laktoseintoleranz handelt es sich um eine gestörte Aufnahme, eine sogenannte Malabsorption von Milchzucker (Laktose) in tierischer Milch. Er kann nicht ausreichend verdaut werden, weil der Körper nicht genügend Laktase bildet, das den Milchzucker spaltende Enzym. Das kann zu Symptomen wie Bauchschmerzen, Blähungen, Durchfall, Übelkeit oder Schwindel führen und wird zum Beispiel durch einen Atemtest (Atemgasanalyse) nachgewiesen.

In Deutschland sind etwa 15–20 % der Bevölkerung von einer Laktoseintoleranz betroffen.[150] Die Betroffenen müssen ihre Zufuhr von Laktose stark einschränken. Meist werden aber bei Laktoseunverträglichkeit individuell unterschiedlich zwischen 1 g und 10 g Laktose pro Tag vertragen. Dabei gilt eine Kost mit 1 g als „laktosefrei" und eine Kost mit 10 g als „laktosearm". Als „laktosefrei" bezeichnete Lebensmittel enthalten weniger als 0,1 g Laktose.

Fermentierte Milchprodukte haben niedrigere Laktosegehalte als Milch, weil Milchsäurebakterien Laktase bilden und Laktose zu Milchsäure abbauen. Je länger der Reifungsprozess, desto geringer der Laktosegehalt, deshalb finden sich in Hart- und Schnittkäsesorten oft nur noch verschwindend geringe Mengen.

Als Ersatz für tierische Milch kommen Sojamilch, Getreidemilch oder Mandelmilch in Frage.

Wer nicht auf Milch verzichten will, kann Laktase in Form von Präparaten zuführen.

Beispiele für den Laktosegehalt von Milchprodukten[151–153]

Lebensmittel	Laktose (in g pro 100 g)
Milchpulver	35–50
Kuhmilch, Schafmilch, Ziegenmilch, Buttermilch, Molke	4–5
Joghurt, Kefir, Quark, Frischkäse, Sahne	3–4
Butter, Brie, Camembert, Feta-Käse	< 1
Emmentaler, Bergkäse, Parmesan	Spuren

5.4.4 Fruktoseintoleranz

Es handelt sich um eine unterschiedlich ausgeprägte Unverträglichkeit, bei der Fruktose, also Fruchtzucker, schlecht vom Körper aufgenommen oder nicht abgebaut werden kann.

Fruchtzucker ist in kleineren Mengen vor allem in Obst, Trockenfrüchten und Fruchtsäften enthalten. In größeren Mengen findet er sich in sehr vielen industriell verarbeiteten Produkten, versteckt als HFCS (high fructose corn syrup) oder als Glukose-Fruktose-Sirup, der eine sehr große Süßkraft besitzt.

Eine leichter verlaufende Unverträglichkeit von Fruchtzucker wird als Fruktose-Malabsorption bezeichnet. Hierbei ist die Resorption von Fruktose aus dem Darm behindert, wodurch bei etwa 15 bis 25 % der Bevölkerung nach Aufnahme größerer Fruktosemengen Bauchkrämpfe und Durchfälle auftreten können. Kleinere Mengen an Fruktose werden meist vertragen.

Von der Malabsorption ist die meist schwer verlaufende erbliche Fruktoseintoleranz zu unterscheiden, bei welcher der Fruktoseabbau in der Leber eingeschränkt ist. Die sehr seltene erbliche Fruktoseintoleranz erfordert eine lebenslange strengste fruktosefreie Kost.[154–155]

5.4.5 Saccharoseintoleranz

Bei der Saccharose-Unverträglichkeit kann der Haushaltszucker Saccharose nicht im Darm aufgespalten werden, weil es am Enzym Sucrase-Isomaltase mangelt. Die Störung führt schon im Kleinkindalter zu Durchfall, Blähungen, Übelkeit, Erbrechen und Entwicklungsstörungen und kann unter anderem durch einen Atemtest nachgewiesen werden. Der Sucrase-Isomaltase-Mangel erfordert eine Reduktion der Zufuhr von Saccharose aus Malzzucker, Malzextrakten, Obst, Gemüse und verschiedenen Fertigprodukten. Ein Ersatz durch Glukose, Fruktose, Sorbit oder Mannit ist möglich.

5.4.6 Allergien durch pflanzliche Lebensmittel

Viele Lebensmittel können auch gefährliche Allergien auslösen. Bei einer Allergie kommt es zu einer Überempfindlichkeitsreaktion des Immunsystems durch normalerweise harmlose Umweltstoffe, die Allergene, die bereits in sehr geringen Mengen eine Allergie auslösen können. Von einer Kreuzallergie spricht man, wenn beispielsweise ein Birkenpollenallergiker auch auf ähnliche Allergene in anderen Lebensmitteln wie Soja allergisch reagiert.

Nach Erhebungen aus den Jahren 2008 bis 2012 sind 4,7 % der Erwachsenen in Deutschland Nahrungsmittelallergiker.[156] Bei Kindern und Jugendlichen wurden im Jahre 2004 durch Provokation 4,2 % Nahrungsmittelallergien dokumentiert[157], Schätzungen gehen derzeit allerdings von höheren Werten aus. Acht Lebensmittel scheinen für einen Großteil der Nahrungsmittelallergien verantwortlich zu sein: Erdnüsse, Nüsse, Weizen (siehe Seite 75 f.), Soja, Kuhmilch, Hühnereier, Fische und Meeresfrüchte.

So enthält Soja mehrere Stoffe, die Allergien auslösen können. Das Risiko für eine Sojaallergie in Europa wurde bei der Allgemeinbevölkerung auf etwa 0,5 % geschätzt, bei Kindern auf ungefähr 3 bis 6 %.[158] Besonders problematisch sind Kreuzreaktionen mit Pollenallergien, insbesondere Birkenpollenallergie, die in Europa bei 10 bis 20 % der Pollenallergiker vorkommt.[159] In diesen Fällen müssen Soja und viele Sojaprodukte wie Tofu, Sojadrinks, Riegel und Sojaflocken, aber auch bestimmte Backwaren, die Soja zur Wasserbindung oder zur Verlängerung der Frische enthalten, konsequent gemieden werden.

Das Kreuzallergen wird allerdings beim Fermentieren und Erhitzen zerstört, weshalb es üblicherweise in Sojasoßen, Miso und gerösteten Sojabohnen nicht mehr vorhanden ist.

Des Weiteren kommen häufig Allergien gegen Erdnüsse vor, die übrigens zu den Hülsenfrüchten, nicht zu den Nüssen zählen. Es gibt keine genauen Zahlen für Deutschland, aber man nimmt an, dass 0,5 bis 1 % unserer Kinder davon betroffen sind.[160]

Künftig werden wohl auch bei Pseudogetreiden wie Quinoa oder Hülsenfrüchten wie der Süßlupine vermehrt Nahrungsmittelallergien auftreten – einfach durch die zunehmende Verwendung vor allem in vegetarischen und veganen Ernährungsmodellen.

5.5 Zu viel Harnsäure – Hyperurikämie

Unter Hyperurikämie versteht man einen Anstieg der Harnsäure im Blut mit Werten von mehr als 6,5 mg/100 ml. Hyperurikämie kann zu Gichtanfällen und zu schweren Komplikationen wie Gichtknoten in Gelenken, Sehnen, Knorpeln und Haut, Gelenk- und Knochendeformierungen, Nierensteine oder Gichtniere führen und muss deshalb möglichst verhindert oder entsprechend behandelt werden.

Über die Nahrung nehmen wir die Vorläufersubstanzen der Harnsäure, die Purine, auf. Aus 1 mg Purinen bildet der Körper 2,4 mg Harnsäure. Es gibt eine genetische Veranlagung und zumindest empfindliche Menschen sollten eine purinarme Kost mit nicht mehr als 500 mg Harnsäure pro Tag einhalten. Leider regen zahlreiche Lebensmittel eine starke Bildung von Harnsäure an. Dazu zählen vor allem Fleisch, Fisch und Innereien. Auch einige pflanzliche Lebensmittel bilden höhere Harnsäurewerte, vor allem Sojaprodukte, Hülsenfrüchte oder einige Getreide. Milchprodukte und Eier bilden wenig bis gar keine Harnsäure. Bei Obst, Salat und Gemüse sind es meist weniger als 50 mg/100 g. Deshalb ist eine lakto-ovo-vegetarische Ernährung bei Hyperurikämie gut geeignet. In der folgenden Tabelle finden Sie zur Orientierung Beispiele für pflanzliche Lebensmittel mit höherer Harnsäurebildung, im Vergleich dazu drei tierische Lebensmittel. Dabei ist zu berücksichtigen, dass für getrocknete Hülsenfrüchte je nach Quelle auch noch deutlich höhere Werte angegeben werden.

Beispiele für die Harnsäurebildung[161-162]

Lebensmittel	Gebildete Harnsäure (in mg/100g)
Buchweizen, roh	150
Buchweizen, gekocht	57
Brokkoli, gegart	80
Grünkern, roh	125
Grünkern, gegart	47
Erbsen, grün, gekocht	86
Erdnüsse	74
Hafervollkornflocken	100
Hirse, gekocht	23
Kichererbsen, roh	150
Kichererbsen, reif, gekocht	60
Linsen, reif, roh	200
Linsen, reif, gekocht	81
Rosenkohl, gegart	60
Sojabohnen, reif, gegart	101
Sojabohnenmehl	380
Sojafleisch, getrocknet	259
Schwarzwurzel, gegart	70
Steinpilz, roh	92
Tempeh	110
Tofu	68
Weizenkeime	843
Zum Vergleich:	
Forelle, geräuchert	315
Rind-Filet, gebraten	146
Kalbsleber, gebraten	438

Wir möchten Sie auf Folgendes aufmerksam machen: Gerade für vegan und vegetarisch lebende Menschen ist es wichtig, möglichst viele verschiedene Lebensmittel in den Tagesplan einzubauen und auf ein Übermaß an Hülsenfrüchten einschließlich Sojaprodukten zu verzichten. So verringern Sie das Risiko für eine Hyperurikämie. Im Zweifelsfall sollten Sie Ihre Harnsäurewerte im Blut regelmäßig kontrollieren lassen.

5.6 Pyrrolizidinalkaloide – ein Beispiel für giftige Substanzen in Pflanzen

Pyrrolizidinalkaloide (PA) sind weltweit als sekundäre Pflanzenstoffe in verschiedensten Pflanzenarten zu finden und dienen der Pflanze als Schutz vor Fressfeinden. Wegen ihrer gesundheitsschädlichen Wirkung sollten sie nicht in Lebensmitteln enthalten sein. Das Bundesinstitut für Risikobewertung (BfR) empfiehlt, dass täglich nicht mehr als 0,007 µg pro kg Körpergewicht aufgenommen werden sollten. In hohen Dosierungen können PA zu akuten Leberschäden führen.[163–165]

Laut BfR kann es durch unvollständiges Aussortieren beispielsweise bei Kräutertees, Getreide, Blattgemüsen oder Salaten zu Verunreinigungen durch PA-haltige Pflanzen kommen. Vor allem das heimische pyrrolizidinalkaloidhaltige Jakobskreuzkraut ist in dieser Hinsicht problematisch. Als Hauptquellen für eine unerwünschte Aufnahme von PA nennt das BfR Kräutertees, schwarzen Tee, grünen Tee und Honig. Auch über Bienenprodukte wie Blütenpollen können PA aufgenommen werden. Nahrungsergänzungsmittel auf der Basis von PA-haltigen Pflanzen können deutlich höhere Konzentrationen als Lebensmittel enthalten. Früchtetees, Milchprodukte, Eier oder Fleisch sind dagegen kaum belastet.[166–167]

Das Institut rät Verbrauchern und vor allem Schwangeren, Stillenden und Kindern, nicht ausschließlich Tees, sondern auch andere

Getränke zu sich zu nehmen.[168] Die Gefahr einer erhöhten Belastung mit potenziell gesundheitsgefährdenden Stoffen ist generell bei einseitiger Lebensmittelauswahl größer und neben der besseren Ausgewogenheit ein weiterer wichtiger Grund, sich möglichst abwechslungsreich zu ernähren.

In jedem Fall sollten Sie, wenn Sie Wildkräuter für Ihre Smoothies und Salate selbst sammeln, nur solche nutzen, die Sie kennen und PA-haltige Pflanzen wie Huflattich oder Borretsch meiden.[169]

Das Bundesamt für Verbraucherschutz und Lebensmittelsicherheit stuft Borretsch wegen wechselnder Mengen an PA als bedenklichen Stoff ein. Dagegen befinden sich in kaltgepresstem Borretschsamenöl keine oder nur wenig PA.[170]

5.7 Krankhafte Formen von Ernährung

Die Suche nach der „besten" Ernährung darf nicht zur Religion werden oder gar in Untergewicht und Essstörungen oder in einer Art Suchtverhalten enden mit lebensbedrohlichen Folgen wie bei Anorexie und Bulimie. Ein solches Extremverhalten lehnen wir ab: Nur ein solider Mittelweg bei der Auswahl einer individuell gewünschten Ernährungsweise führt weiter.

Die sogenannte „Orthorexia nervosa" beschreibt einen dieser Negativzustände sehr gut. Der Begriff Orthorexie (griech. „orthós" = „richtig", „órexis" = „Begierde") geht auf den amerikanischen Arzt Steven Bratman ins Jahr 1996 zurück und bedeutet einen ungesunden, zwanghaften Umgang mit gesundem Essen.[171] Sie dürfte mit einer Häufigkeit von 1 bis 2 % in der Bevölkerung vorkommen.[172]

Folgen anderer extremer Ernährungsformen sind die „Anorexia athletica" und die „Exercise-Bulimie" („Sport-Bulimie"). Hierbei handelt es sich um spezielle Essstörungen bei Sportlern, die zu Untergewicht führen und als Sonderformen von Anorexie und Bulimie angesehen werden. Sie werden von Sportlern beispielsweise zur Gewichtsreduzierung und zur vermeintlichen Leistungsverbesserung genutzt. Die langfristigen negativen Folgen werden dabei bewusst in Kauf genommen. Eine dieser Folgen wird in der Sportmedizin als „athletische Triade" bezeichnet und als Zusammentreffen von Essstörungen, ausbleibender Periode und gehäuftem Auftreten von Osteoporose definiert. Anorexia athletica und Exercise-Bulimie sind leider immer wieder auch mit dem Einsatz veganer Kostformen verknüpft.[173–175]

Rohkost als Risiko?

Pflanzliche Rohkost ist zunächst die natürlichste Weise der Lebensmittelzufuhr. Sie enthält viele Nährstoffe in ihrer Ursprungsform und zudem ausreichende Mengen an Ballaststoffen. Für viele pflanzliche Lebensmittel ist das Essen in roher Form sinnvoll, weil es beim Garen oft zu Verlusten wichtiger Inhaltsstoffe kommt. Rohkost spart außerdem Zeit und Energie in der Küche. Wer sich allerdings fast ausschließlich oder weit überwiegend von Rohkost ernähren möchte, muss sich schon sehr gut auskennen, um Mängel durch einseitige Ernährung zu verhindern. So verbessert bei manchen rohen Lebensmitteln wie bei Karotten die gleichzeitige Gabe von Öl die Resorption.

Einige Lebensmittel dagegen sollten gegart werden, weil dadurch pflanzliche Inhaltsstoffe wie beispielsweise das Lycopin in Tomaten oder das Beta-Karotin in Brokkoli, Karotten und Kürbis freigesetzt werden. Andere Lebensmittel wiederum enthalten Giftstoffe und sollten erhitzt werden, um solche Schadstoffe abzubauen oder um Keime abzutöten.

>>

So verbessert bei manchen
rohen Lebensmitteln wie
bei Karotten die gleichzeitige
Gabe von Öl die Resorption.

>>

So sollten Nahrungsmittel mit einem hohen Lektin- oder Saponingehalt nicht roh verzehrt werden. Hierzu zählen:

- Auberginen und Kartoffeln wegen des Solanins (siehe Seite 73 f.)
- Hülsenfrüchte aufgrund des hohen Phasingehalts (siehe Seite 72 f.)
- Rhabarber, weil er viel Oxalsäure enthält
- Holunder wegen des Glykosids Sambunigrin

Wie so häufig erscheint aus gesundheitlichen Gründen – und weil die meisten Menschen mehr Abwechslung wollen oder weil Gegartes besser vertragen und einfach lieber gegessen wird – der Mittelweg mit einer Mischung aus rohen und zubereiteten Lebensmitteln am sinnvollsten. So bietet es sich an, jeweils ungefähr die Hälfte der Nahrung roh und die andere Hälfte nach Erhitzung zu sich zu nehmen.

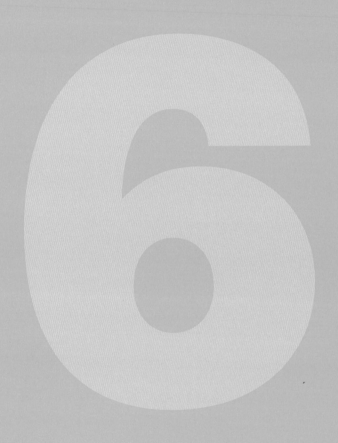

Vegetarische und vegane Ernährung
in besonderen Lebensphasen

6 VEGETARISCHE UND VEGANE ERNÄHRUNG IN BESONDEREN LEBENSPHASEN

Im Lauf eines Lebens gibt es viele verschiedene Situationen, die eine besondere Sorgfalt bei der Ernährung erfordern. Dazu zählen Schwangerschaft und Stillzeit, Kindheit, Wachstum und Altern sowie leistungsorientierter Sport oder das Auftreten chronischer Erkrankungen. Aus medizinischen Gründen muss die vegetarische und vegane Ernährung in diesen Lebensphasen genau analysiert und angepasst werden, damit es nicht zu einem Nährstoffmangel kommt.

6.1 Schwangerschaft, Stillzeit, Kindes- und Jugendalter

Zweifellos erfordert jede Ernährungsform – unabhängig davon, ob vegetarisch oder nicht – in Schwangerschaft, Stillzeit, Säuglings-, Kleinkind-, Kindes- und Jugendalter ganz besondere Sorgfalt und Vorsichtsmaßnahmen.

Eine vegetarische, pflanzenbasierte Ernährung ist bereits bei Kindern mit einem geringeren Risiko von Übergewicht und auch im Erwachsenenalter mit einem selteneren Auftreten von Übergewicht und seinen Folgeerkrankungen verbunden.[176–177]

Allerdings war in einer vom IFANE-Institut durchgeführten Online-Befragung von 1140 vegetarisch und vegan ernährten Kindern und Jugendlichen (erste Phase der VeChi-Studie 2016) ein hoher Anteil von etwa einem Achtel der Kinder unter zwei Jahren zu leicht und ein Sechstel der Kinder unter zwei Jahren war zu klein für ihr Alter. Ein Viertel bis ein Fünftel der Kinder und Jugendlichen über zwei Jahren hatten einen BMI, der unter der 10. Perzentile lag. Sie waren somit kleiner und leichter als 90 Prozent aller Gleichaltrigen.[178]

Auch in einer Übersichtsarbeit aus dem Jahre 2016 zu Studienergebnissen aus Europa und Nordamerika stellen Keller und Müller fest, dass vegetarisch und vegan ernährte Kinder dazu neigen, leichter und kleiner zu sein. Ihre Versorgung mit Nahrungsenergie, Makronährstoffen, Vitaminen und Mineralstoffen war oftmals günstiger als bei gleichaltrigen, nicht vegetarischen Kindern. Dagegen bestanden bei Vitamin B_{12}, Zink, Kalzium, Eisen und Vitamin D häufiger Versorgungsmängel. „Aufgrund der unzureichenden Studienlage besteht erheblicher Forschungsbedarf zu den Auswirkungen einer vegetarischen und veganen Ernährung im Kindesalter", so die Autoren.[179]

Die DGE hält eine lakto-ovo-vegetarische Ernährung mit optimierter Nährstoffzufuhr für gesunde Menschen für geeignet, fügt aber hinzu, dass in Schwangerschaft, Stillzeit, Säuglings- und Kleinkindalter „besondere Sorgfalt" notwendig ist.[180] Ob auch eine rein vegane Kost in den frühen Lebensphasen empfehlenswert ist, wird jedoch hierzulande sehr kontrovers diskutiert.

Die Befürworter veganer Ernährung berufen sich meist auf die US-amerikanische Academy of Nutrition and Dietetics, nach eigenen Angaben die weltgrößte Organisation von Ernährungsfachleuten. Sie schreibt in ihrem aktuellen Positionspapier aus dem Jahr 2016, dass sachgerecht geplante vegetarische und vegane Ernährungsformen gesund sind und gesundheitliche Vorteile in der Vorbeugung und Behandlung bestimmter Erkrankungen bieten können. Diese Ernährungsformen seien für alle Lebensphasen geeignet, auch für Schwangerschaft, Stillzeit oder frühes Lebensalter.[181] **Dabei ist zu berücksichtigen, dass in den USA die zusätzliche Einnahme von Nahrungsergänzungsmitteln oder von Lebensmitteln, die mit Mikronährstoffen angereichert sind, selbstverständlich und weit verbreitet ist.** So kann eine unzureichende Nährstoffversorgung durch Ernährung oft ausgeglichen werden.

Die Canadian Pediatric Society sagt in einer Stellungnahme aus dem Jahre 2010, dass sich Kinder und Jugendliche mit richtig geplanten und supplementierten vegetarischen Ernährungsformen gut entwickeln. Sie weist jedoch darauf hin, dass eine ausreichende Zufuhr bestimmter Nährstoffe bei sehr restriktiven und strikt veganen Kostformen besonderer Aufmerksamkeit und auch der ergänzenden Nährstoffversorgung bedarf. Kinder und Jugendliche sollten bei strikt veganer Ernährung einer „klinischen Ernährungsberatung" zugewiesen und sorgfältig hinsichtlich Wachstum und Entwicklung überwacht werden.[182]

Was zu wenig Vitamin B_{12} anrichten kann

Durch einen Mangel an Vitamin B_{12} drohen schwerwiegende und teilweise bleibende neurologische Schäden.[183–184]

Auf einer Tagung der Sächsisch-Thüringischen Gesellschaft für Kinder- und Jugendmedizin in Gera 2014 berichteten Ärzte der Universitätskinderklinik Jena vom Fall eines zweieinhalbjährigen Jungen mit Atemnot, schwerer Blutarmut und massiver Gehirnschädigung durch einen Vitamin-B_{12}-Mangel. Der Junge konnte nur durch eine mehrwöchige Intensivtherapie mit maschineller Beatmung gerettet werden. Es blieben aber einige motorische und geistige Schäden bestehen. Die Mutter hatte sich während der Schwangerschaft und Stillzeit strikt vegan ernährt. Das Kind war ein Jahr lang ausschließlich gestillt worden und hatte danach nur vegane Beikost erhalten.[185]

Dies ist kein Einzelfall, auch in früheren Veröffentlichungen wurde immer wieder über schwere Vitamin-B_{12}-Mängelzustände bei Kleinkindern mit schweren Schädigung der körperlichen und Hirnentwicklung berichtet.[186–188]

In ihrem aktuellen Positionspapier aus dem Jahre 2016 schreibt die Deutsche Gesellschaft für Ernährung (DGE): „Für Schwangere, Stillende, Säuglinge, Kinder und Jugendliche wird eine vegane Ernährung von der DGE nicht empfohlen. Wer sich dennoch vegan ernähren möchte, sollte dauerhaft ein Vitamin-B_{12}-Präparat einnehmen, auf eine ausreichende Zufuhr v. a. der kritischen Nährstoffe achten und gegebenenfalls angereicherte Lebensmittel und Nährstoffpräparate verwenden. Dazu sollte eine Beratung von einer qualifizierten Ernährungsfachkraft erfolgen und die Versorgung mit kritischen Nährstoffen regelmäßig ärztlich überprüft werden". Als kritischster Nährstoff wird Vitamin B_{12} benannt, außerdem Protein, Omega-3-Fettsäuren, Vitamin D, Vitamin B_2, Kalzium, Eisen, Jod, Zink und Selen. Die DGE begründet ihre Position mit dem erhöhten Risiko für Nährstoffdefizite und Gesundheitsstörungen durch einen völligen Verzicht auf tierische Lebensmittel.[189]

Das Netzwerk „Gesund ins Leben – Netzwerk Junge Familie" ist ein Zusammenschluss medizinischer und wissenschaftlicher Fachgesellschaften, Berufsverbände und Institutionen und ein Bestandteil des Nationalen Aktionsplans „IN FORM – Deutschlands Initiative für gesunde Ernährung und mehr Bewegung" der Bundesregierung. Auch dieses Netzwerk warnt bei veganer Ernährung während der Schwangerschaft vor „ernsthaften gesundheitlichen Risiken, insbesondere für die Entwicklung des kindlichen Nervensystems". Während der Schwangerschaft sei „eine ausreichende Nährstoffversorgung auch bei sorgfältiger Lebensmittelauswahl nicht möglich" und erfordere „immer eine spezielle medizinische Beratung und die zusätzliche Einnahme von Mikronährstoffsupplementen".[190]

Bei veganer Kost im Säuglings- und Kleinkindalter sehen das Netzwerk und beispielsweise auch die Autoren Prell und Koletzko ebenfalls immer die Notwendigkeit für eine gezielte ärztliche Betreuung und

Beratung durch eine qualifizierte Ernährungsfachkraft sowie für eine Supplementierung von Nährstoffen.[191–195]

Bei der Frage nach der Eignung vegetarischer Ernährungsformen für Kinder gilt es, so Prof. Berthold Koletzko, Kinder- und Jugendarzt und Leiter der Abteilung Stoffwechsel und Ernährungsmedizin am Dr. von Haunerschen Kinderspital der Universität München, zwei Prinzipien zu beachten:

„Erstens: Je mehr Einschränkungen die gewählte Kostform beinhaltet, desto größer ist die Gefahr, dass sie zu einer Fehlernährung und dadurch zu Mangelerscheinungen führt.

Zweitens: Je kleiner ein Kind bei der Einführung einer einschränkenden Ernährungsweise ist, desto wahrscheinlicher ist das Auftreten einer Mangelerscheinung, die dem sich noch entwickelnden Organismus des Kindes Schaden zufügt".[196]

Oder noch einfacher ausgedrückt durch Van Winckel: „Je restriktiver die Diät und je jünger das Kind, desto größer das Risiko für Defizite".[197]

Bitte keine Extreme in der Kinderernährung!

Von extrem restriktiven Diäten wie Rohkost oder Frutarismus (eine Ernährung, die ausschließlich aus Pflanzen besteht, die bei der Ernte keinen Schaden nehmen, wie Obst, Nüsse und Samen) im Kleinkindalter riet schon im Jahre 2009 die damalige US-amerikanische Fachgesellschaft der Diätassistenten (American Dietetic Association) ausdrücklich ab.[198] Eine restriktive Anwendung von Makrobiotik, einer überwiegend veganen Kost mit Getreiden, Gemüsen, Nüssen, Hülsenfrüchten, Algen und Obst führte bei Kleinkindern in den Niederlanden zu Wachstumsverzögerungen und psychomotorischen Entwicklungsrückständen.[199]

Wir schließen uns den Empfehlungen der DGE und auch des Netzwerks „Gesund ins Leben – Netzwerk Junge Familie" an, wonach eine vegane (und auch vegetarische) Ernährung in Schwangerschaft, Stillzeit, Säuglings- und Kleinkindalter sowie Kindes- und Jugendalter gezielt ärztlich betreut und durch eine qualifizierte Ernährungsfachkraft begleitet werden sollte. Am besten wäre es sogar, wenn diese Betreuung bereits vor einer geplanten Schwangerschaft stattfinden würde, um mögliche Nährstoffdefizite zu erkennen und auszugleichen.

6.1.1 Nährstoffe bei Kindern ergänzen

In Handlungsempfehlungen zu vegetarischer und veganer Ernährung in Schwangerschaft, Stillzeit und Kindesalter sind immer auch allgemeine Empfehlungen (beispielsweise zur Supplementierung mit Folat, Jod oder Omega-3-Fettsäuren in Schwangerschaft und Stillzeit, zu den Vorteilen des Stillens, zum Schutz vor lebensmittelbedingten Infektionen, zur Supplementierung mit Vitamin D, Vitamin K und Fluorid im Säuglingsalter) zu berücksichtigen. Dies alles würde aber den Rahmen dieses Buches sprengen und gehört in fachliche Betreuung. Deshalb geben wir im Folgenden lediglich einige Hinweise zu weiterführenden Informationen:

- Das Netzwerk „Gesund ins Leben – Netzwerk Junge Familie" gibt auf seiner Internetseite aktuelle Handlungsempfehlungen zu Schwangerschaft, Stillzeit, Säuglings- und Kleinkindalter (bis 3 Jahre) für Fachkräfte und Familien heraus. Dort findet man neben allgemeinen Ernährungsempfehlungen Informationen zu vegetarischer und veganer Ernährung in den frühen Lebensphasen.[200–202]

- Die Autoren Leitzmann und Keller gehen in ihrem Buch „Vegetarische Ernährung" ausführlich auf die Besonderheiten einer lakto-ovo-vegetarischen oder veganen Ernährung in Schwangerschaft, Stillzeit, Säuglingsalter und im gesamten Kindes- und Jugendalter ein.[203]

- Bei den deutschsprachigen Fachgesellschaften für Ernährung findet man in den D-A-CH-Referenzwerten Angaben für die Nährstoffzufuhr in jedem Lebensalter.[204–205] Detailliertere Empfehlungen für die Zufuhr der Omega-3-Fettsäuren Docosahexaensäure (DHA) und Eicosapentaensäure (EPA) in Schwangerschaft, Stillzeit und Kindesalter wurden von der Early Nutrition Academy[206], der European Food Safety Authority (EFSA)[207] und der Food and Agriculture Organisation of the United Nations[208] veröffentlicht.

- Weitere vertiefende Informationen finden Sie zu diesem Thema auch in unserem Literaturverzeichnis im Internet unter dem Link **www.bjvvlinks.de/8039**

6.1.2 Essstörungen und vegetarische Ernährung im Jugendalter

In der KIGGS-Studie aus den Jahren 2003 bis 2006 gaben in der Altersgruppe der 14- bis 17-Jährigen 2,1 % der Jungen und 6,1 % der Mädchen an, kein Fleisch, Geflügel oder Wurst zu essen[209] – demzufolge sind drei Viertel dieser jugendlichen Vegetarier weiblich. Das Risiko für Übergewicht ist bei Vegetariern geringer, deshalb ist diese Ernährungsform gerade für jugendliche Mädchen besonders attraktiv. Sie können eine eingeschränkte Aufnahme von Lebensmitteln leicht mit einer vegetarischen Ernährungsweise begründen und auf diese Weise ernst zu nehmende Essstörungen verschleiern.[210] Immerhin wurden bei fast 30 Prozent der Mädchen zwischen 11 und 17 Jahren Symptome einer Essstörung nachgewiesen.[211] Eltern und Therapeuten sollten die Gefahr einer Mangelernährung bis hin zum Untergewicht unbedingt beachten.

> Eltern und Therapeuten sollten die Gefahr einer Mangelernährung bis hin zum Untergewicht unbedingt beachten.

So finden Sie eine qualifizierte Ernährungsberatung

„Ernährungsberater" ist keine geschützte Berufsbezeichnung. Entsprechend unterschiedlich sind die Ausbildungen mit Blick auf die Dauer und die Inhalte. Prüfen Sie deshalb, wem Sie sich – oder Ihr Kind – anvertrauen. In Bezug auf die Qualifikation einer Ernährungsfachkraft verweist die Deutsche Gesellschaft für Ernährung in ihrem Positionspapier „Vegane Ernährung" von 2016 auf die „Rahmenvereinbarung zur Qualitätssicherung in der Ernährungsberatung und Ernährungsbildung in Deutschland" (Stand November 2015)[212].

Auch beim Bundeszentrum für Ernährung findet man Informationen über die Qualifikationen eines Ernährungsberaters.[213]

Bei der Suche nach qualifizierten Ernährungsberatern in Wohnortnähe können folgende Internetadressen hilfreich sein:

- http://www.vdoe.de
  (Berufsverband Oecotrophologie e. V.)
- http://www.vfed.de
  (Verband für Ernährung und Diätetik e. V.)
- https://www.vdd.de
  (Verband der Diätassistenten – Deutscher Bundesverband e. V.)

6.2 Alter

Ältere Menschen – meistens ist damit ein Lebensalter von über 65 Jahren gemeint – profitieren genauso wie jüngere Erwachsene von pflanzenbasierter Kost. Zusammen mit einem gesünderen Lebensstil und ausreichender Bewegung ist das Risiko für Übergewicht, Herz-Kreislauf-Erkrankungen, Diabetes mellitus Typ 2, Bluthochdruck oder Krebserkrankungen niedriger als beim Durchschnitt der Bevölkerung.

Mit zunehmendem Alter sinkt aufgrund physiologischer und/oder krankheitsbedingter Veränderungen, aber auch durch veränderte Ess- und Kochgewohnheiten die Aufnahme von Nährstoffen. Damit steigt auch das Risiko einer Mangelernährung. Ältere vegetarisch lebende Menschen sollten proteinreiche Lebensmittel wie Hülsenfrüchte oder Soja in ihre Kost einbauen.[214] Die Versorgung mit bestimmten Mikronährstoffen wie Kalzium, Vitamin B_{12} oder Vitamin D ist bei vielen älteren Menschen unzureichend, und zwar unabhängig davon, ob sie sich vegetarisch-vegan ernähren oder nicht. Die Vitamin-B_{12}-Resorption ist oft durch eine verminderte Magensäuresekretion aufgrund chronischer Entzündungen der Magenschleimhaut oder der Einnahme von sogenannten „Säureblockern" gestört. Die Vitamin-D-Eigensynthese des Körpers nimmt im Alter ab, worauf wir im Kapitel „Kritische Mikronährstoffe" näher eingehen. Diese Vitamine müssen deshalb auch in ausreichend hoher Dosierung ergänzt werden.

Ansonsten gelten für ältere Menschen die gleichen Regeln wie für alle erwachsenen Vegetarier und Veganer bei kritischen Nährstoffen.[215–216]

6.3 Sport

Zunächst eine gute Nachricht vorweg: Mit ovo-lakto-vegetarischer und veganer Ernährung lassen sich Höchstleistungen im Sport erzielen – und möglicherweise kann diese Ernährungsform sogar noch die Leistungsfähigkeit steigern! Dies beweisen immer mehr erfolgreiche

Hochleistungssportler, die sich vegan ernähren und ihre Erfahrungen gerne weitergeben. Allerdings können einschränkende Ernährungsformen auch zu Leistungseinbrüchen führen und bergen vielerlei Risiken. Deshalb müssen Sportler ihre vegetarische oder vegane Ernährung sehr genau planen.

Grundsätzlich sollte sich jeder Sporttreibende vollwertig ernähren. Dabei ist es egal, ob es um Gesundheitssport, Freizeitsport, leistungsorientierten Amateursport oder professionellen Leistungssport geht. Wir sind aber immer wieder überrascht, wie wenig Rücksicht Sportler auf diese Forderung nehmen und wie wenig fundiertes Wissen über eine optimale Ernährung und ihre Bausteine aus Makro- und Mikronährstoffen im Sportbetrieb vorhanden ist.

Eine optimierte Ernährung – kombiniert mit entsprechender Zufuhr von Flüssigkeit – kann grundsätzlich alle Bausteine für die Bildung von Körperstrukturen, die Gewinnung von Energie und die volle Funktionsfähigkeit des gesamten Stoffwechsels liefern. Sie fördert deshalb beim Sportler in jedem Fall die körperliche und psychische Leistungsfähigkeit, reduziert die Verletzungs- und Infektanfälligkeit und beschleunigt die Regeneration nach dem Training, nach Wettkämpfen und nach Verletzungen.

Zudem haben Sportler in nahezu allen Sportarten aus folgenden Gründen einen deutlich erhöhten Bedarf an Mikronährstoffen und Antioxidanzien:

- wegen der erhöhten Stoffwechselaktivität
- wegen des hohen Bedarfs an Energie und an Gerüstsubstanzen (Baustoffe für Muskeln, Knochen, Sehnen, Bänder)
- wegen der großen Menge an freien Radikalen, die immer im Organismus bei der Energiegewinnung entstehen
- wegen des Risikos für chronische Entzündungen

- wegen der hohen Belastung des Immunsystems
- wegen des Verlusts an Mineralstoffen durch verstärktes Schwitzen.

Darüber hinaus ist im Leistungssport eine ausgewogene und optimierte Versorgung mit allen essenziellen Nährstoffen unverzichtbar, um die angestrebten und in verschiedenen Sportarten individuell sehr unterschiedlichen Ziele wie Kraft, Ausdauer, Schnelligkeit oder Koordination zu verwirklichen. Ernährungsfehler wirken sich also im Sport sehr schnell leistungsmindernd aus.

Im Hochleistungsbereich sind diese Grundvoraussetzungen für erfolgreichen und möglichst wenig Schaden verursachenden Sport schon mit einer „normalen" vollwertigen Mischkost nur schwer zu erfüllen. Deshalb könnte eine vegetarische oder vegane Ernährung, weil sie auf die gut verwertbaren tierischen Eiweißquellen verzichtet, zunächst ein Risiko für jeden Sportler darstellen. Aber die Gefahren lassen sich auch bei hohen Leistungsansprüchen durch eine mit großer Sorgfalt durchgeführte Ernährungsplanung und durch gezielte ergänzende Zufuhr von essenziellen Mikronährstoffen unter Kontrolle eines erfahrenen Therapeuten nahezu gänzlich vermeiden.

Eine detaillierte Darstellung der vielfältigen Möglichkeiten zur Leistungsoptimierung durch Ernährung im Allgemeinen und durch Mikronährstoffe im Besonderen würde den Rahmen dieses Buches sprengen und bleibt spezieller Literatur vorbehalten. Wir beschränken uns im Wesentlichen auf die Basisversorgung mit Makro- und Mikronährstoffen, mit Flüssigkeit sowie auf eine Vermeidung von Mangelerscheinungen im Sport. Weitere Informationen finden Sie auch im Kapitel „Versorgung mit essenziellen Nährstoffen" (Seite 56 ff.).

Kohlenhydrate sind wichtige primäre Energielieferanten vor allem für Aktivitäten im höheren Leistungsbereich. Deshalb ist eine ausreichende Versorgung mit Kohlenhydraten essenziell. Man unterscheidet dabei „komplexe" und „einfache" Kohlenhydrate. Die komplexen Kohlenhydrate verwertet der Organismus langsam und vor allem benötigt er sie zur Auffüllung der Kohlenhydratspeicher, die für Leistungsreserven wichtig sind. Einfache Kohlenhydrate sind bei hohem Kohlenhydratbedarf schnell verfügbar. Sie sollten aber ansonsten eher zurückhaltend verwendet werden. Eine möglichst naturbelassene und vielseitige pflanzliche Kost ermöglicht eine optimale Versorgung vor allem mit komplexen Kohlenhydraten und kann dem Sportler deutliche Leistungsvorteile bringen.

Der Gesamtbedarf des Sportlers an diesen Stoffen wird üblicherweise mit circa 50 % der Energiezufuhr angegeben, kann aber abhängig von der Intensität der jeweiligen Sportart auf bis zu 80 % ansteigen. Anzumerken ist, dass von einigen Autoren im Zusammenhang mit dem Training eine deutlich geringere Kohlenhydratzufuhr empfohlen wird.

Auch **Fette** sind wichtige Energielieferanten, vor allem für die Versorgung mit Energie bei länger dauernden Aktivitäten im niedrigeren Leistungsbereich.

Ein zu hoher Gehalt von „ungünstigen" Fetten in der Nahrung und eine übermäßige Fettzufuhr sollten nach der derzeit vorherrschenden wissenschaftlichen Meinung vermieden werden. Die Fettzufuhr sollte demnach nicht mehr als etwa 30 % der Gesamtenergiezufuhr betragen, wobei ein Drittel der aufgenommenen Fette mehrfach ungesättigte und ein Drittel einfach ungesättigte Fettsäuren ausmachen sollten. Im Sport werden aber in Abhängigkeit von der Sportart und der Saisonplanung durchaus auch geringere oder höhere Fettmengen empfohlen. Ergänzende Informationen zum Thema Fette finden Sie auf Seite 135 ff.

Die Anforderungen an die Verteilung der Fettaufnahme im Sport können mit rein pflanzlicher Kost bis auf die Versorgung mit den mehrfach ungesättigten Omega-3-Fettsäuren EPA und DHA gut erfüllt werden. Für eine ausreichende Versorgung mit EPA und DHA benötigt der sportliche Vegetarier oder Veganer Ergänzungen, beispielsweise in Form von Mikroalgenpräparaten.

Fettverbrennung und ketogene Diäten

Regelmäßiges und korrekt umgesetztes Training verbessert signifikant den Zuckerhaushalt und die Fettverbrennung. Einige Sportler, vor allem Kraft- und Ausdauersportler, bauen zusätzlich auf Dauer oder kurmäßig sogenannte ketogene Diäten wie beispielsweise Paleo- oder Low-Carb-Diäten in ihre Ernährungspläne ein, um ihre Fettverbrennung und ihre Leistungsfähigkeit zu erhöhen. Ketogene Diäten enthalten einen niedrigen Anteil an Kohlenhydraten, also etwa 15 bis 20 %, und einen hohen Anteil an Fett, etwa 65 bis 70 %, sowie meist eine „normale" Zufuhr an Proteinen in Höhe von etwa 15 %.

In Fachkreisen wird außerdem darüber diskutiert, ob beim trainierten Ausdauersportler durch eine Erhöhung des Fettanteils in der Ernährung die Fettverbrennung dauerhaft verbessert werden kann, beispielsweise durch Erhöhung der Beta-Oxidation von Fettsäuren.

Ketogene Diäten sind üblicherweise im Zusammenhang mit vegetarischer oder veganer Ernährung nicht sinnvoll, weil sie meist viel Fleisch integrieren sowie industriell verarbeitete Produkte, beispielsweise aus Kokosöl oder aus Palmöl industriell gewonnene mittelkettige Triglyceride. Sie können bei nicht optimaler Umsetzung Mängel an essenziellen Mikronährstoffen, beispielsweise Hypokalzämie (zu wenig Kalzium im Blut)

>>

und andere Nebenwirkungen provozieren, wie Verdauungspro-
bleme, Nierensteine, erhöhte Blutfettwerte, erhöhte Blutungs-
neigung, Dehydratation, Hypoglykämie (zu wenig Glukose im
Blut), Azidosen (Übersäuerung) und Herzrhythmusstörungen.
Zudem werden für ihren Einsatz viele Kontraindikationen angegeben wie Fettstoffwechselstörungen, Selenmangel, Nierensteine, Osteoporose, Herz-, Leber-, Nieren- und Bauspeichel-
drüsenerkrankungen. Deswegen sind sie im Sport medizinisch
gesehen kritisch zu beurteilen.[217]

Der übliche Bedarf an **Eiweiß** liegt bei 0,8 g pro kg Körpergewicht und
Tag und kann bei einzelnen Sportarten wie dem Kraftsport auf 1,5 g
und mehr ansteigen. Im Sport wird für die Zufuhr von Eiweiß heute
abhängig von der Sportart und der Saisonplanung üblicherweise ein
Anteil von 10 % bis höchstens 20 % der Gesamtenergie empfohlen.

Eiweiß ist beispielsweise wichtig für den Aufbau von Körperstrukturen, also Muskeln, Knochen, Knorpel, Sehnen und Bänder, und kann
vom Organismus zur Energiegewinnung herangezogen werden. Im
Sport sollte Eiweiß aber nur für Notfälle als Energiereserve dienen,
um möglichst den Abbau von körpereigenen Strukturen durch einen
erhöhten Eiweißverbrauch zu verhindern.

Aus unserer Sicht sind im Sport primär nicht nur die Gesamtmenge
an Eiweiß, sondern vor allem die Eiweiß-Qualität und die Zusammensetzung der mit dem Eiweiß zur Verfügung gestellten Aminosäuren
von Bedeutung. Im Sport werden vor allem essenzielle Aminosäuren
für den Aufbau von Körperstrukturen und für verschiedene funktionelle Aufgaben im Stoffwechsel benötigt, vor allem die Aminosäuren

Valin, Leucin und Isoleucin sowie Lysin und Arginin. Diese können relativ problemlos über eine Zufuhr verschiedener pflanzliche Eiweiße zur Verfügung gestellt werden.

6.3.1 Trinken

Unser Organismus benötigt für all seine Abläufe Flüssigkeit. Deswegen ist es wichtig, genügend zu trinken. Die D-A-CH-Referenzwerte der deutschsprachigen Fachgesellschaften für Ernährung differenzieren zwischen der Wasserzufuhr in Form von Getränken und fester Nahrung.[218–219] Demnach liegt die reine Trinkmenge bei „durchschnittlichen Lebensbedingungen" für Erwachsene je nach Alter bei ungefähr 1,5 Litern. Der Bedarf kann allerdings in Abhängigkeit von der Temperatur und der Intensität des Sports um ein Vielfaches ansteigen.

Am besten greifen Sie zu mineralstoffreichem Mineralwasser oder Mischungen aus Mineralwasser und naturtrübem Apfelsaft. Bei starkem Schwitzen könnte man eventuell das Getränk nach Bedarf mit Salz anreichern.

Auch sogenannte isotonische Getränke sind geeignet, sofern ihre Zusammensetzung aus Kohlenhydraten und Mikronährstoffen sinnvoll ist und zu den Ernährungsanforderungen der jeweiligen Sportart passt. Wir empfehlen sie allerdings nur für Leistungssportler, nicht für Hobby- und Breitensportler. Sie entsprechen streng genommen auch nicht unseren Kriterien für „natürliche Ernährung".

6.3.2 Mikronährstoffe

Grundsätzlich gelten für Sportler dieselben „Risikosubstanzen" wie für vegetarisch oder vegan lebenden Nichtsportler (siehe Kapitel „Kritische Mikronährstoffe" ab Seite 112 ff.). Beim Sportler jedoch kann der Bedarf abhängig von Sportart, Saisonplanung, Leistungsniveau und Intensität bis auf ein Vielfaches steigen. Dies gilt vor allem für die an der Energiebildung essenziell beteiligten Stoffe Coenzym Q10, L-Carnitin und Kreatin (eine Reserveenergie für kurzfristige Energieschübe) sowie für Cofaktoren wie Eisen, Zink und B-Vitamine, insbesondere Vitamin B_{12}. Auf Carnitin und Kreatin gehen wir ab Seite 148 ff. näher ein.

Auf **Eisen** gehen wir ebenfalls im Kapitel „Kritische Mikronährstoffe" genauer ein. Dieser Mineralstoff ist im Sport besonders wichtig, weil er essenziell ist für die Sauerstoffnutzung. Zudem sind die Eisenausscheidung im Urin und der Abbau der roten Blutkörperchen (Erythrozyten) im leistungsorientierten Sport erhöht. Auch der Verbrauch an Kalium und Magnesium nimmt wegen der höheren Stoffwechselaktivität im Sport und wegen des verstärkten Schwitzens zu.

Besonders dramatisch ist der Bedarf an **Antioxidanzien.** Er kann gerade bei Ausdauersportlern schnell auf das 4- bis 5-Fache gegenüber einem Nichtsportler ansteigen, weil sich durch die massiv erhöhte Sauerstoffaufnahme zur Energiegewinnung deutlich mehr freie Radikale bilden. Das ist physiologisch ganz normal. Glücklicherweise ist hier eine pflanzliche Kost eher von Vorteil gegenüber tierischen Lebensmitteln, und zwar wegen des hohen Gehalts an antioxidativ wirkenden sekundären Pflanzenstoffen und an den Vitaminen C und E. Zu beachten ist allerdings die ausreichende Versorgung mit Cofaktoren für sogenannte „enzymatische Antioxidanzien", vor allem Zink und Selen (siehe „antioxidativ wirkende Stoffe" ab Seite 63 f.).

Probleme für die Versorgung mit Mikronährstoffen könnten sich auch durch strenge Gewichtsvorgaben bei einzelnen Sportarten wie Skispringen oder Boxen in bestimmten Phasen des Sportlerjahrs ergeben. Die dadurch nötigen Einschränkungen der Lebensmittelzufuhr erschweren eine ausreichende Versorgung mit Mikronährstoffen über die Nahrung erheblich – unabhängig von der Ernährungsform. Ohne Nahrungsergänzungsmittel geht es dann nicht.

Allgemeine Empfehlungen für den Ausgleich von fehlenden Mikronährstoffen finden Sie im Kapitel „Supplementieren – aber richtig"
ab Seite 205 ff. In der Tabelle unten sind noch einige für den Sportler zusätzlich wichtige Mikronährstoffe mit Dosierungsvorschlägen
genannt, die häufig ergänzt werden müssen. xxx bedeutet in Anleh-
nung an die auf Seite 206 vorgestellte Liste eine sehr hohe Wertigkeit.

Die Übersicht (siehe unten) zeigt pflanzliche Lebensmittel, die einen
hohen Gehalt an diesen Stoffen haben.

Wichtige Nährstoffe für Sportler

Substanz	Wertigkeit	Dosierung präventiv[*]	Dosierung bei Mangel bzw. bei erhöhtem Bedarf[**]
Vitamin C	xxx	95–110 mg	500–2.000 mg
Vitamin E	xxx	11–15 mg	15–1.000 mg
Kalium	xxx	2 g	2–4 g
Magnesium	xxx	300–400 mg	400–550 mg

* Die Dosierung „präventiv" entspricht den D-A-CH-Referenzwerten für die Nährstoffzufuhr[220–221]
** Erfahrungswerte aus der Orthomolekularmedizin

Lieferanten für Sportler-Nährstoffe

Substanz	Lebensmittel
Vitamin C	Zitrusfrüchte, aber auch viele andere Obst- und Gemüsearten, z. B. Paprika, Brokkoli
Vitamin E	Öle, Ölsamen, Nüsse
Kalium	Gemüse, Hülsenfrüchte, Nüsse, Obst, Ölsamen, Pilze, Spinat, Vollkorngetreide, Weizenkleie
Magnesium	Gemüse, Hülsenfrüchte, Nüsse, Ölsamen, Sonnenblumenkerne, Spinat, Vollkorngetreide, Weizenkleie

Im Folgenden führen wir einige weitere Beispiele für pflanzliche Lebensmittel an, die sich gut für eine vollwertige vegane Sportlerernährung eignen und die problemlos in einen sportartgerechten Wochenernährungsplan eingebaut werden können:

- ○ Kohlenhydrate: Kartoffeln, Vollkornnudeln, Vollkornbrot, brauner Reis, Hirse
- ○ Eiweiß: Hülsenfrüchte, Nüsse, Getreide und Pseudogetreide, Samen
- ○ Fettsäuren: Olivenöl, Rapsöl, Hanföl, Leinöl
- ○ Mikronährstoffe: Gemüse, Hülsenfrüchte, Salate, Kräuter, Gewürze, Früchte und Beeren mit unterschiedlichen Farben
- ○ Alle genannten Lebensmittel sollten regelmäßig und auch abhängig von Trainings- und Wettkampfphasen abwechselnd verwendet werden.

Bei der Ernährungsplanung von Sportlern werden abhängig von der Intensität der Sportart sowie von den Zielen des einzelnen Sportlers in der Regel Supplemente mit einzelnen Mikronährstoffen in unterschiedlichen und oft individuell festgelegten Dosierungen für die „Leistungsabsicherung" notwendig – so unsere Erfahrung aus vielen Jahren. Diese Erkenntnisse treffen auf Vegetarier und vor allem Veganer ganz besonders zu.

Wir gehen zudem davon aus, dass sich heute nahezu jeder leistungsorientierte Sportler und jeder Leistungssportler zusätzlich zur „normalen" Ernährung mit den wichtigsten Mikronährstoffen in Form von Präparaten versorgt, die natürlich nie den jeweils geltenden

Dopingvorschriften widersprechen dürfen. Das können Sie als Sportler übrigens jederzeit im Internet nachprüfen:

- Nationale Anti-Doping-Agentur NADA, **www.nada.de**
- World Anti Doping Agency WADA, **www.wada-ama.org**

Aus unserer Sicht bedarf eine optimierte Ernährungsplanung im Sport in jedem Fall einer ausführlichen Beratung und regelmäßiger Kontrollen wichtiger Blutspiegel bei einem erfahrenen Therapeuten sowie der Besprechung und Überprüfung von Dopingvorschriften, um Fehlerquellen zu minimieren. Besonders dringend wird diese Betreuung, wenn trotz optimierten Trainings die angestrebten Leistungsziele nicht erreicht werden oder wenn die Leistungen abnehmen sollten. Weitere Infos hierzu finden Sie im Kapitel zur Diagnostik ab Seite 156 ff.

6.4 Krankheiten

Auch bei jeglichen akuten und chronischen Erkrankungen ist aus unserer Sicht grundsätzlich nichts gegen eine gut geplante vegetarische oder vegane Ernährung einzuwenden, seien es Infektionen, Erkrankungen des Autoimmun-, Magen-Darm- oder Herz-Kreislauf-Systems, des Stoffwechsels, der Nieren oder Leber, allergische, neurologische oder psychische Erkrankungen oder Krebs. Verschiedene Studien

Auch bei jeglichen akuten und chronischen Erkrankungen ist aus Sicht unserer grundsätzlich nichts gegen eine gut geplante vegetarische oder vegane Ernährung einzuwenden ...

haben ja eindeutig gezeigt, dass sich eine gut geplante vegetarische und vegane Ernährung auf den Verlauf von Krankheiten (z. B. Diabetes mellitus, Adipositas) günstig auswirken kann.

Es müssen lediglich einerseits entsprechend der wissenschaftlichen Leitlinien eventuell nötige Verbote und Einschränkungen bei bestimmten Nahrungsbausteinen für die jeweilige Krankheit berücksichtigt werden. Dazu können Lebensmittelunverträglichkeiten, Eiweißrestriktion, Kalorienreduktion oder die Beeinflussung von Stoffwechselwegen gehören. Andererseits muss jede Unterversorgung an Makro- und Mikronährstoffen durch erhöhten Bedarf oder verminderte Zufuhr infolge von Kachexie (Auszehrung), Wechselwirkungen der Arzneimittel oder Resorptionsstörungen konsequent vermieden und im Bedarfsfall effizient und schnell durch Anwendung geeigneter Maßnahmen ausgeglichen werden.

Kapitel

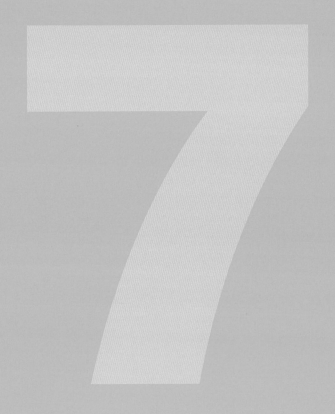

Kritische Mikronährstoffe

Für jeden kritischen
Nährstoff haben wir für Sie
Lebensmittel mit hohen
Gehalten zusammengestellt.

7 KRITISCHE MIKRONÄHRSTOFFE

Wir wollen Ihnen nun die „Risiko"-Mikronährstoffe genauer vorstellen, also jene unverzichtbaren Substanzen, die Vegetariern und Veganern oft fehlen. Für jeden kritischen Nährstoff haben wir für Sie Lebensmittel mit hohen Gehalten zusammengestellt. Die Tabellen enthalten im oberen Teil pflanzliche Produkte – soweit entsprechende Lebensmittel vorhanden sind. Dann folgen in der Mitte Milchprodukte, Eier und Fisch sowie im unteren Teil andere tierische Lebensmittel zum Vergleich. So können Sie sich auf einfache Weise ein Bild davon machen, wie Sie welche Mengen der einzelnen Mikronährstoffe zuführen können.

Die Werte für den Gehalt an Mikronährstoffen unterscheiden sich in der Literatur, denn sie hängen von der jeweiligen Unterart, dem Anbauort und der Zubereitungsart ab. Die Werte beziehen sich auf die verzehrfertige, also gekochte, gegarte oder gebratene Form bei Fleisch, Fisch, Ei, Hülsenfrüchten und Getreiden. Bei allen anderen pflanzlichen Lebensmitteln werden die Werte für die rohe Form angegeben. Soweit nicht anders vermerkt, basieren die Mikronährstoffwerte auf dem Bundeslebensmittelschlüssel oder wurden den Nährstofftabellen des amerikanischen Landwirtschaftsministeriums entnommen.[222–223] Der angegebene Tagesbedarf entspricht den „D-A-CH-Referenzwerten für die Nährstoffzufuhr" und damit auch den Zufuhrempfehlungen der Deutschen Gesellschaft für Ernährung (DGE).[224–225] Wir haben jeweils die Werte für Erwachsene ab 19 Jahren mit Ausnahme von Schwangerschaft und Stillzeit angegeben.

Essen Sie immer abwechslungsreich!

Die Tabellen sollen Sie nicht zu einer einseitigen Ernährung verführen, indem Sie ab jetzt nur noch die Lebensmittel mit den höchsten Werten wählen. Die aufgeführten Nahrungsmittel dienen lediglich als Beispiele für den unterschiedlichen Gehalt an Mikronährstoffen in pflanzlichen und tierischen Lebensmitteln. Sie können Hinweise geben, ob und in welcher Größenordnung pflanzliche Lebensmittel die einzelnen Risiko-Mikronährstoffe enthalten.

7.1 Vitamin B_{12}

Vitamin B_{12} ist beteiligt an der Funktion vieler Enzyme und beispielsweise notwendig für die Blutbildung sowie für den Nerven- und den Knochenstoffwechsel. Eine Unterversorgung kann unter anderem zu Störungen der Sehkraft, zu vorzeitigem Knochenabbau sowie zu schweren neurologischen Schäden führen. Der Tagesbedarf beträgt laut DGE 3 µg.

Der tägliche Vitamin-B_{12}-Bedarf ist im Vergleich zu anderen Vitaminen relativ gering. Das kommt daher, dass Vitamin B_{12} zum Teil im Darm wieder rückresorbiert wird und dass in der Leber größere Mengen an Vitamin B_{12} gespeichert sein können. Trotzdem müssen Veganer regelmäßig Vitamin B_{12} ergänzen, weil es sonst besonders bei erhöhtem Bedarf oder bei Resorptionsstörungen schnell zu Versorgungsengpässen kommt, die sich zum Beispiel an erhöhten Homocysteinspiegeln zeigen.

Vitamin B_{12} kommt in der Natur in aktiven Varianten sowie in Form verschiedener vom Menschen nicht verwertbarer „Vitamin-B_{12}-Analoga" vor (siehe Seite 116) und kann im Körper gespeichert werden.

Es wird nur von Bakterien und anderen Mikroorganismen gebildet. In seiner aktiven Form ist es vor allem in Fleisch und in Milchprodukten enthalten. In Spuren kann man es auch auf Pflanzen finden, die intensiven Kontakt mit Vitamin-B_{12}-bildenden Bakterien haben. Die heute verwendeten pflanzlichen Lebensmittel enthalten aber üblicherweise keine nennenswerten Mengen an aktivem Vitamin B_{12}. Übrigens: Das vom Menschen im Dickdarm durch Bakterien produzierte Vitamin B_{12} wird nicht resorbiert und ist deshalb nicht nutzbar.

Lebensmittel mit hohem Vitamin B_{12} Gehalt (Tagesbedarf Erwachsene 3 µg)

Lebensmittel	Menge (µg/100 g)	
Pilze (Champignons)	0,10	
Sauerkraut (fermentiert)	0,00–0,10	Vegan
Tempeh (fermentiertes Soja)	0,14	
Ei	1,50	
Emmentaler	3,10	Veggie
Vollmilch	0,40	
Joghurt	0,40	
Hering	8,90	
Forelle, geräuchert	4,50	Mischköstler
Renke	2,90	
Rinderleber	46,90	

Die in dieser Tabelle gelisteten Lebensmittel-Beispiele dienen lediglich der Information und sollen Sie nicht zu einer einseitigen Ernährung verleiten, indem Sie ab jetzt nur noch Lebensmittel mit den höchsten Werten wählen. Essen Sie so abwechslungsreich wie möglich.

Es findet sich in maßgeblichen Studien sogar unter Supplementierung von Vitamin B_{12} langfristig bei ungefähr der Hälfte der Veganer ein signifikantes Vitamin-B_{12}-Defizit. Das kann als Zeichen dafür gewertet werden, dass die Supplementierung nicht ausreichend ist. Bei fehlender B_{12}-Ergänzung oder bei Störungen der Darmfunktion steigt das Defizit sogar bis auf über 80 % an. Bei 38,1 % der Veganer kommt es auch zu einer durch den Vitamin-B_{12}-Mangel geförderten Homocysteinerhöhung, die als Risikofaktor für Herz-Kreislauf- und neurodegenerative Erkrankungen sowie für Osteoporose gilt.[226–235]

Mit veganer Kost und eventuell auch mit einer nicht optimalen lakto-ovo-vegetarischen Ernährung ist eine ausreichende Versorgung mit Vitamin B_{12} nicht möglich, weil es keine entsprechenden Nahrungsquellen gibt. Eine Supplementierung mit Vitamin B_{12} sowie regelmäßige Kontrollen der Vitamin-B_{12}-Blutspiegel sind also unbedingt notwendig.

Wichtig: Neugeborene und gestillte Kinder von veganen Müttern verfügen nicht über größere Vitamin-B_{12}-Vorräte und entwickeln ohne Supplementierung schnell einen Vitamin-B_{12}-Mangel (siehe Seite 92).

In industriellen Anlagen werden heute Mikro-Algen-Kulturen gezüchtet wie die Chlorella vulgaris, deren Produkte aktives Vitamin B_{12} (vor allem als Cyanocobalamin) in relevanten Mengen von bis zu 3 µg in einer Portion mit 3 g enthalten. Allerdings sind diese Präparate derzeit im Verhältnis zu den bisherigen B_{12}-Präparaten relativ teuer und stellen daher meist keine echte Alternative dar.

Eventuell könnten Veganer, deren Magendarmtrakt optimal funktioniert, bei konsequent gesundem Lebensstil kleinere Mengen an Vitamin B_{12} aus nicht gereinigter und schonend zubereiteter frischer regionaler pflanzlicher Kost aufnehmen, wenn diese nachhaltig auf nicht industriell bearbeiteten, bakterien- und kobaltreichen Böden erzeugt wurde – und wenn Veganer Bakterien nicht zu tierischen Lebewesen zählen.

Seit Kurzem gibt es auf dem Markt eine europäische Queckenwurzel als Fertigprodukt, die in Symbiose mit B_{12}-produzierenden Bakterien lebt und einen hohen Gehalt an aktivem, pflanzlich gebundenem Vitamin B_{12} haben soll.

Vitamin-B_{12}-Analoga: Lassen Sie sich nicht täuschen

Viele Veganer fallen irreführender Werbung zum Opfer und denken, sie könnten ihren B_{12}-Bedarf mit Vitamin-B_{12}-Analoga decken. Doch dabei handelt es sich um Vitamin B_{12}-ähnliche Verbindungen mit abweichenden Eigenschaften beziehungsweise um nicht verwertbare Pseudo-Vitamin-B_{12}-Moleküle. Einige natürlich vorkommende Makro-Algen enthalten Vitamin-B_{12}-Analoga, beispielsweise Nori- und Dulsearten in Mengen von 0,3–0,4 µg pro Portion (1 Portion = 3 g), von denen aber beim Menschen nicht nachgewiesen ist, dass sie als aktives Vitamin B_{12} wirken könnten.[236]

7.2 Vitamin D_3

Vitamin D_3 hat hormonelle Funktionen und wird zum Beispiel im Immun- und Entzündungssystem benötigt sowie für die Knochenbildung, das Hautwachstum und die Funktion von Nervensystem, Nieren, Bauchspeicheldrüse und Blutgefäßen. Ein stärkerer Vitamin-D_3-Mangel führt zu Rachitis. Vitamin D ist also eine sehr wichtige Substanz im menschlichen Stoffwechsel. Der Tagesbedarf liegt mindestens bei 20 µg, meist aber höher. Er hängt sehr stark von den auf Seite 162 im Kapitel zur Diagnostik beschriebenen Blutspiegeln ab. Je niedriger diese Spiegel sind, um so höher ist der Vitamin-D-Bedarf. Deshalb entscheidet bei Vitamin D im Einzelfall der Blutspiegel über die notwendige Vitamin-D-Zufuhr.

Der Körper kann unter günstigen Bedingungen bis zu 80 % seines Bedarfs selbst herstellen. Dazu ist Sonnenlicht nötig. In unseren Breiten bekommen wir davon aber in der Regel nur im Sommer genug ab, weil sich zwischen Oktober und April unser Leben meist fast komplett drinnen abspielt. Die restlichen 20 % müssen auch dann über die Nahrung oder Supplemente zugeführt werden.

Nur tierische Lebensmittel und einige Milchprodukte enthalten Vitamin D_3 in nennenswerten Mengen. Allerdings findet sich in einigen Pilzen das Provitamin D_2, das durch Sonnenstrahlung zunächst in das weniger effektive Vitamin D_2 (Ergocalciferol) und dann weiter in Vitamin D_3 umgewandelt wird. Kohl und Spinat enthalten entgegen manchen Aussagen kein Vitamin D_2.

Lebensmittel mit hohem **Vitamin-D_3-Gehalt (Tagesbedarf Erwachsene 20 µg)**

Lebensmittel	Menge (in µg/100 g)	
Pflanzliche Lebensmittel	–	Vegan
Ei	2,78	Veggie
Hartkäse (z. B. Gouda, Edamer, Emmentaler)	0,50–1,10	Veggie
Vollmilch	0,09	Veggie
Joghurt (3,5%)	0,06	Veggie
Forelle	19,00	Mischköstler
Schweinefleisch	1,30	Mischköstler

Die in dieser Tabelle gelisteten Lebensmittel-Beispiele dienen lediglich der Information und sollen Sie nicht zu einer einseitigen Ernährung verleiten, indem Sie ab jetzt nur noch Lebensmittel mit den höchsten Werten wählen. Essen Sie so abwechslungsreich wie möglich.

Lebensmittel mit hohem **Vitamin-D$_2$-Gehalt**

Lebensmittel	Menge (in µg/100 g)	
Maitake	28,10	Vegan
Pfifferlinge	5,30	

Die in dieser Tabelle gelisteten Lebensmittel-Beispiele dienen lediglich der Information und sollen Sie nicht zu einer einseitigen Ernährung verleiten, indem Sie ab jetzt nur noch Lebensmittel mit den höchsten Werten wählen. Essen Sie so abwechslungsreich wie möglich.

In der EPIC-Oxford-Studie wurde ähnlich wie in anderen Untersuchungen nachgewiesen, dass die Vitamin-D-Aufnahme über die Nahrung und die Vitamin-D-Spiegel bei Vegetariern und bei Veganern niedriger ist als bei Fisch- und insbesondere bei Fleischessern. Die Aufnahme beträgt in der EPIC-Studie durchschnittlich in der Reihenfolge Fleisch-, Fischesser, Vegetarier und Veganer 3,1 µg/Tag, 2,2 µg/Tag, 1,2 µg/Tag beziehungsweise 0,7 µg/Tag und die Spiegel an 25-Hydroxy-Vitamin-D$_3$ betragen durchschnittlich 77,0 nmol/l, 72,2 nmol/l, 66,0 nmol/ beziehungsweise 55,8 nmol/l.[237]

Bei Vegetarieren und Veganern ist damit das Risiko einer Unterversorgung mit Vitamin D höher als für Fleisch- oder Fischesser.[238–240]

Leider ist eine solche Unterversorgung auch unter „Normalköstlern" sehr weit verbreitet. Besonders betroffen sind Menschen, die sich wenig im Freien aufhalten und ältere Menschen, bei denen es zu einer altersbedingten Abnahme der Vitamin-D-Produktion kommt.[241–245] **Eine ausreichende Supplementierung mit Vitamin D wird deshalb bei den meisten Menschen in unserem Umfeld und immer bei Menschen, die sich vegetarisch oder vegan ernähren, nötig sein.**

Unterschiedliche Maßeinheiten für Vitamin D

Wenn Sie ein Vitamin-D-Supplement kaufen, ist Folgendes wichtig zu wissen: Die Vitamin-D-Zufuhr wird in der Literatur entweder in µg oder in Internationale Einheiten (IE) angegeben, wobei 1 µg einer Menge von 40 IE entspricht. Der Vitamin-D-Mindesttagesbedarf von 20 µg entspricht also einem Wert von 800 IE.

7.3 Vitamin K

Vitamin K wird als „Koagulationsvitamin" bezeichnet und spielt eine entscheidende Rolle bei der Blutgerinnung. Neuere Erkenntnisse unterscheiden zwischen Vitamin K_1 und verschiedenen Formen von Vitamin K_2, wobei hier insbesondere das Menachinon-7 (MK-7) im Focus der Wissenschaft steht. Vitamin K_1 ist vor allem wegen seiner Aufgaben im Zusammenhang mit der Blutgerinnung bekannt. Vitamin K_2 dagegen hat auch wichtige Funktionen im Kalziumstoffwechsel von Knochen und Blutgefäßen.

Der Tagesbedarf an Gesamt-Vitamin K liegt laut DGE für erwachsene Frauen bei mindestens 60–65 µg und für Männer bei 70–80 µg, in den USA und Kanada werden für Frauen 90 µg und für Männer 120 µg angeraten. Empfehlungen für eine präventive Zufuhr der Vitamin-K_2-Form MK-7 finden sich in neueren Veröffentlichungen mit 50–100 µg.[246]

In den Lebensmittellisten wird derzeit meist noch nicht zwischen Vitamin K_1 und K_2 unterschieden, wir geben aber Beispiele für den Gehalt an Gesamt-Vitamin K und zusätzlich zur Orientierung die wenigen derzeit bekannten Quellen für Vitamin K_2 an.

Lebensmittel mit hohem **Vitamin-K-Gehalt (Tagesbedarf Erwachsene 60–80 µg)**

Lebensmittel	Menge (in µg/100 g)	
Petersilie	1.640,0	
Mangold	830,0	Vegan
Grünkohl	817,0	
Ei	9,0	
Hartkäse (Gruyère)	2,7	Veggie
Vollmilch	1,0	
Makrele	2,0	Mischköstler
Rindfleisch	13,0	

Die in dieser Tabelle gelisteten Lebensmittel-Beispiele dienen lediglich der Information und sollen Sie nicht zu einer einseitigen Ernährung verleiten, indem Sie ab jetzt nur noch Lebensmittel mit den höchsten Werten wählen. Essen Sie so abwechslungsreich wie möglich.

Lebensmittel mit hohem **Vitamin-K$_2$-Gehalt**[247] **(Tagesbedarf Erwachsene 50–100 µg)**[248]

Lebensmittel	Menge (in µg/100 g)	
Natto (fermentiertes Soja)	1.103,4	Vegan
Sauerkraut	4,8	
Eidotter	32,1	
Vollmilch	0,9	Veggie
Weichkäse	56,5	
Hühnerbrust	8,9	Mischköstler

Die in dieser Tabelle gelisteten Lebensmittel-Beispiele dienen lediglich der Information und sollen Sie nicht zu einer einseitigen Ernährung verleiten, indem Sie ab jetzt nur noch Lebensmittel mit den höchsten Werten wählen. Essen Sie so abwechslungsreich wie möglich.

Vitamin K_1 wird vorwiegend von Grünpflanzen wie Kohl, grünem Gemüse, Oliven und Vollkorn-Getreide gebildet. Die Versorgung sollte bei gut geplanter veganer Ernährung ausreichend und bei lakto-ovo-vegetarischer kein Problem sein.

Vitamin K_2 findet sich allerdings nur in Rohmilchkäsen, gesäuerten Milchprodukten, Ei, Fleisch und Natto und wird nur in kleinen Mengen von menschlichen Darmbakterien erzeugt. Wenn man die wichtigen eigenständigen Wirkungen von Vitamin K_2 nutzen möchte, erscheint nach dem derzeitigen Wissensstand zumindest bei Veganern die Nutzung von Natto oder eine Supplementierung von Vitamin K_2 sinnvoll.

Vitamin D und K am besten im Team

Vitamin K – und nach heutigem Wissen vor allem Vitamin K_2 – aktiviert die Substanzen Osteocalcin und Matrix-Gla-Protein, die mit Unterstützung von Vitamin D gebildet werden und im Knochen und in den Blutgefäßen wichtige funktionsverbessernde Aufgaben übernehmen.

Deshalb ist möglicherweise eine gute Vitamin-D-Versorgung ohne gleichzeitige Optimierung des Vitamin-K_2-Haushalts für eine optimale Funktion des Knochen- und Gefäßstoffwechsels nicht ausreichend, beziehungsweise ist Vitamin K als „Partner" von Vitamin D empfehlenswert und man muss speziell bei einschränkenden Ernährungsformen auch aus diesem Grund an eine Supplementierung mit Vitamin K_2 denken.

7.4 Vitamin A

Vitamin A ist für den Menschen essenziell und übernimmt in unserem Körper vielfältige Aufgaben. Vor allem ist es unverzichtbar für das Sehen. Daneben ist es an vielen weiteren Stoffwechselprozessen beteiligt wie an der Steuerung des Zellwachstums, an der Bildung von Hormonen, an der Fortpflanzung, an der Funktion des Immunsystems und am Aufbau von Körperstrukturen. Der Tagesbedarf liegt bei 0,8–1,0 mg.

Lebensmittel mit hohem Vitamin-A-Gehalt (Tagesbedarf Erwachsene 0,8–1,0 mg)

Lebensmittel	Menge (in mg/100 g)	
Karotten	1,64	
Spinat	0,80	Vegan
Süßkartoffel	0,79	
Ei	0,26	
Butter	0,65	Veggie
Vollmilch	0,03	
Parmesan	0,36	
Makrele	0,10	Mischköstler
Kalbsleber	23,86	

Die in dieser Tabelle gelisteten Lebensmittel-Beispiele dienen lediglich der Information und sollen Sie nicht zu einer einseitigen Ernährung verleiten, indem Sie ab jetzt nur noch Lebensmittel mit den höchsten Werten wählen. Essen Sie so abwechslungsreich wie möglich.

Davey und Key stellen übereinstimmend fest, dass vegetarische Diäten arm sind an Vitamin A[249–250] und deshalb in der Theorie bei vegetarischer und veganer Ernährung ein Mangelrisiko für Vitamin A besteht. Vitamin A kann aber im menschlichen Organismus auch aus Carotinoiden und insbesondere aus Betacarotin gebildet werden. Für die

> Betacarotin zählt zu den sekundären Pflanzenstoffen und kann in Vitamin A umgewandelt werden. Betacarotin wird deshalb als „Provitamin A" bezeichnet.

Bildung von 1 mg Vitamin A werden etwa 6 mg Betacarotin benötigt. Trotz der niedrigeren Vitamin-A-Zufuhr sollte also bei Veganern wegen der hohen Aufnahme von Betacarotin eine Vitamin-A-Unterversorgung im Normalfall nicht zu befürchten sein.

Betacarotin zählt zu den auf Seite 61 ff. vorgestellten sekundären Pflanzenstoffen und kann in Vitamin A umgewandelt werden. Betacarotin wird deshalb als „Provitamin A" bezeichnet. Es wirkt aber zudem antioxidativ, antientzündlich und antikanzerogen. Außerdem hat es einen günstigen Einfluss auf die Prävention vieler Krankheiten. Der Tagesbedarf liegt normalerweise bei 2–4 mg, bei Vegetariern mindestens 6 mg in Abhängigkeit vom Vitamin-A-Spiegel.

Lebensmittel mit hohem **Betacarotin-Gehalt (Tagesbedarf Erwachsene 2–6 mg)**

Lebensmittel	Menge (in mg/100 g)	
Grünkohl	5,17	
Karotten	9,82	
Mangold	3,53	Vegan
Spinat	4,77	
Süßkartoffel	9,44	

Die in dieser Tabelle gelisteten Lebensmittel-Beispiele dienen lediglich der Information und sollen Sie nicht zu einer einseitigen Ernährung verleiten, indem Sie ab jetzt nur noch Lebensmittel mit den höchsten Werten wählen. Essen Sie so abwechslungsreich wie möglich.

Vegetarier und Veganer sind gegenüber Mischköstlern im Vorteil und nehmen bei einer abwechslungsreichen Ernährung deutlich höhere Mengen an Betacarotin zu sich.

Mischköstler nehmen durchschnittlich 5–6 mg Carotinoide pro Tag auf, bei denen es sich zu 15–30 % um Betacarotin handeln wird. Das entspricht einer Menge von etwa 0,8–1,8 mg Betacarotin, die knapp unter dem Mindesttagesbedarf von 2 mg liegt.

Vegetarier und Veganer sind gegenüber Mischköstlern im Vorteil und nehmen bei einer abwechslungsreichen Ernährung deutlich höhere Mengen an Betacarotin zu sich. Sie sollten in diesem Falle stets auch mit Vitamin A ausreichend versorgt sein.

7.5 Eisen

Eisen erfüllt vielfältige Aufgaben im Organismus, beispielsweise beim Transport von Sauerstoff im Blut, bei der Speicherung von Sauerstoff im Muskel sowie bei der Energiegewinnung in den Mitochondrien oder bei der Entsorgung von freien Radikalen durch sogenannte enzymatische Antioxidanzien. Der Tagesbedarf von Frauen liegt bei 10–15 mg und der von Männern bei 10 mg. Eisenmangel ist bei erhöhtem Bedarf häufig – wie im Leistungssport, bei Krankheit oder bei Blutverlusten, etwa während der Menstruation – und muss unbedingt schnellstmöglich ausgeglichen werden.

Eisen ist in Pflanzen chemisch anders zusammengesetzt (3-wertig) und wird schlechter verwertet als das Eisen in tierischen Produkten. Zudem ist die Resorption von Eisen aus pflanzlicher Kost geringer als aus tierischer. Dies zeigt sich daran, dass Vegetarier und Veganer häufig zwar mehr Eisen aufnehmen als der Durchschnitt der Bevölkerung, sich aber im Körper niedrigere Eisenwerte finden.

Lebensmittel mit hohem **Eisen-Gehalt (Tagesbedarf Erwachsene 10–15 mg)**

Lebensmittel	Menge (in mg/100 g)	
Amaranth	2,10	
Hirse	2,60	
Kürbiskerne, getrocknet	8,82	
Linsen	3,15	
Pfifferlinge	6,50	
Sesam	10,00	Vegan
Spinat	3,42	
Tofu	2,97	
Weiße Bohnen	3,70	
Weizenkleie	10,57	
Ei	1,74	Veggie
Ziegenkäse	1,62	
Scholle	0,92	Mischköstler
Schweineleber	15,16	

Die in dieser Tabelle gelisteten Lebensmittel-Beispiele dienen lediglich der Information und sollen Sie nicht zu einer einseitigen Ernährung verleiten, indem Sie ab jetzt nur noch Lebensmittel mit den höchsten Werten wählen. Essen Sie so abwechslungsreich wie möglich.

Nach der deutschen Veganstudie haben 40 % der jüngeren Frauen unter 50 Jahren und 12 % der Frauen über 50 ein Eisendefizit.[251] Bei Donovan hatten 29 % der Lakto-Ovo-Vegetarier, aber nur 17 % der Mischköstler einen niedrigen Eisenstatus.[252] In einer Studie von Nathan hatten vegetarisch lebende Kinder im Alter von 7 bis 11 Jahren aufgrund der schlechten Eisenversorgung einen signifikant niedrigen **Hämoglobin-Spiegel.**[253] Hämoglobin benötigt Eisen als Baustein und ist der rote Blutfarbstoff, der den Transport von Sauerstoff im Körper ermöglicht. Die Spiegel von Ferritin (einer Speicherform von Eisen, siehe Kapitel Diagnostik Seite 163) sind bei Vegetariern oft niedriger, obwohl sie im Vergleich zu Mischköstlern gleich viel oder mehr Eisen zu sich nehmen.[254]

Die Versorgung mit Eisen erscheint für Männer sowie für Frauen nach der Menopause bei gut organisierter vegetarischer und veganer Kost und bei Fehlen von Risikofaktoren prinzipiell machbar, erfordert aber ein gutes Ernährungsmanagement. Bei Frauen kommen die Eisenverluste während der Regelblutung noch hinzu und erschweren die Eisenversorgung aus pflanzlicher Kost. Deshalb sind regelmäßige Kontrollen des Eisenstatus gerade bei Veganern und Vegetariern zu empfehlen. Eine Supplementierung mit Eisen ist häufig notwendig.

Eisen mit Vitamin C kombinieren

Da gleichzeitig gegebenes Vitamin C die Aufnahme von Eisen verbessert, ist die Zufuhr von 50–100 mg Vitamin C in Form von Vitamin-C-haltigen Lebensmitteln bei jeder Mahlzeit bzw. bei einer Eisenaufnahme sinnvoll.

7.6 Kalzium

Kalzium ist beteiligt am Knochenwachstum und an vielen Stoffwechselprozessen. Ein Mangel erhöht beispielsweise bei Kindern das Rachitis-Risiko und fördert bei älteren Menschen Osteoporose. Allerdings ist auch ein Zuviel an Kalzium von Nachteil, weil es zu psychischen Störungen, Nierensteinbildung, Kalkablagerungen in den Gefäßen, Knochenfunktionsstörungen und zur Behinderung der Aufnahme anderer Mikronährstoffe führen kann. Der Tagesbedarf liegt bei 1000 mg.

Lebensmittel mit hohem **Kalzium-Gehalt (Tagesbedarf Erwachsene 1000 mg)**

Lebensmittel	Menge (in mg/100 g)	
Basilikum	250,0	
Grünkohl	212,0	
Haselnuss	149,0	
Mohn	1.460,0	Vegan
Rucola	160,0	
Sesam	783,0	
Tofu	196,0	
Joghurt (3,5 %)	120,0	
Vollmilch	120,0	Veggie
Bergkäse	1.100,0	
Zander	65,0	
Ölsardinen	330,0	Mischköstler
Geflügel	18,0	

Die in dieser Tabelle gelisteten Lebensmittel-Beispiele dienen lediglich der Information und sollen Sie nicht zu einer einseitigen Ernährung verleiten, indem Sie ab jetzt nur noch Lebensmittel mit den höchsten Werten wählen. Essen Sie so abwechslungsreich wie möglich.

Vegetarier und besonders Veganer haben gegenüber Mischköstlern häufig eine deutlich niedrigere Zufuhr an Kalzium[255–258], denn die Hauptquellen für Kalzium in der westlichen Welt sind Milch- und Milchprodukte. Allerdings kommt es auch bei einer ausgewogenen Ernährung ohne Milch und Milchprodukte selten zu einem sichtbaren Kalziummangel, wenn die genannten kalziumreichen Lebensmittel und weitere wie andere Nüsse, Ölsamen, Kohl, Spinat, Brokkoli oder

Fenchel verwendet werden. Außerdem ist kalziumreiches Mineralwasser eine gute Quelle.

Trotzdem sollten vor allem Veganer ihren Kalziumhaushalt regelmäßig überprüfen lassen und im Falle einer Unterversorgung Kalzium ergänzen.

Kuhmilch schützt vor Osteoporose

Befürworter einer Kuhmilch-freien Ernährung bezeichnen Kuhmilch und Milchprodukte unter anderem wegen des angeblich hohen Gehalts an Phosphor als „Osteoporoseförderer". Nach genauer Überprüfung der relevanten Daten ist das nicht nachzuvollziehen. Kuhmilch enthält ca. 118 mg Kalzium und ca. 92 mg Phosphor pro 100 g und damit deutlich weniger Phosphate als viele andere Lebensmittel. Sie hat zudem ein günstiges Verhältnis von Kalzium zu Phosphat, das möglichst bei über 1:1 liegen sollte.

Da Kuhmilch und vor allem fermentierte Milchprodukte zudem relativ viel Kalzium, Vitamin D und Vitamin K_2 enthalten, schützen sie in haushaltsüblichen Mengen von ¼ bis ⅓ Liter pro Tag eher vor Osteoporose. So zeigen einige neuere Studien, dass durch Milch und Milchprodukte die Knochendichte verbessert wird und bei milchfreier Ernährung, wie sie bei Kuhmilchallergie notwendig wird, das Risiko für niedrige Knochendichte und frühe Osteoporose signifikant erhöht ist.[259–260] Allerdings gibt es auch zahlreiche Veröffentlichungen, in denen sich eine hohe Zufuhr von Milch und Milchprodukten eher negativ auf unsere Gesundheit auswirkt (siehe auch Seite 175 f.).

7.7 Selen

Auch Selen erfüllt viele verschiedene lebensnotwendige Funktionen im Organismus. Es ist unter anderem als Cofaktor an der Wirkung vieler Enzyme beteiligt und beeinflusst die Radikalenentsorgung, die Funktion von Immun- und Entgiftungssystem sowie den Ablauf von Entzündungsprozessen. Der Tagesbedarf liegt bei 60–70 μg.

Deutschland gehört zu den Ländern, deren Böden generell nur noch wenig Selen enthalten. Deswegen können die Pflanzen beim Wachstum kaum Selen aufnehmen und auch Normalköstler sind häufig mit Selen unterversorgt. Geeignete pflanzliche Selenquellen sind Nüsse, Hülsenfrüchte, Getreide, Sesam, Pilze, Soja.

Lebensmittel mit hohem **Selen-Gehalt (Tagesbedarf Erwachsene 60–70 μg)**

Lebensmittel	Menge (in μg/100 g)	
Erdnüsse	7,5	
Ingwer, gemahlen	55,8	
Paranuss	1.917,0	
Pilze (Champignon)	26,0	Vegan
Sojabohnen	7,3	
Sesam	34,4	
Vollkornnudeln	36,3	
Ei	30,8	Veggie
Parmesan	22,5	
Thunfisch (Ölkonserve)	76,0	Mischköstler
Rindersteak	43,3	

Die in dieser Tabelle gelisteten Lebensmittel-Beispiele dienen lediglich der Information und sollen Sie nicht zu einer einseitigen Ernährung verleiten, indem Sie ab jetzt nur noch Lebensmittel mit den höchsten Werten wählen. Essen Sie so abwechslungsreich wie möglich.

Selen ist wie alle Spurenelemente
grundsätzlich giftig, was bedeutet,
dass ein Zuviel schädlich ist.

Bei vollwertiger vegetarischer oder veganer Kost kann bei Fehlen von Risikofaktoren eine Selenunterversorgung vermieden werden. Wir empfehlen jedoch grundsätzlich bei Veganern regelmäßige Messungen der Selen-Blutspiegel und eventuell eine Supplementierung mit Selen.

Zu viel Selen schadet

Selen ist wie alle Spurenelemente grundsätzlich giftig, was bedeutet, dass ein Zuviel schädlich ist. Bei zu hohen Selenspiegeln können ernste Vergiftungen auftreten, die sich in metallischem Geschmack, Geruch der Ausatemluft nach Knoblauch, Erbrechen, Durchfällen, Obstipation, Reizbarkeit, Kopfschmerzen oder Selen-Rhinitis sowie in Erkrankungen von Nerven, Leber, Nieren und Herzmuskel, Hautveränderungen, Veränderungen an den Fingernägeln oder Haarausfall äußern können. Deshalb müssen bei jedem Hinweis auf eine erhöhte Zufuhr von Selen kurzfristig die Blutspiegel kontrolliert werden.

Paranüsse haben einen sehr hohen Selengehalt von etwa 1900 µg pro 100 g. Deshalb raten wir von übermäßigem Verzehr von Paranüssen, paranusshaltigen Riegeln oder paranusshaltigen Rohkostbroten dringend ab. Drei Paranüsse wiegen ungefähr 10 g und enthalten 190 µg Selen. Das bedeutet, dass bereits der Selengehalt einer einzigen Paranuss den empfohlenen Tagesbedarf deckt! (Siehe Seite 129)

7.8 Zink

Zink ist eine lebensnotwendige Substanz und übt zahlreiche Funktionen im Stoffwechsel aus, beispielsweise im Immunsystem und als Cofaktor von mehr als 200 Enzymen! Zink ist aus pflanzlicher Nahrung schlechter verfügbar als aus tierischen Lebensmitteln, weil es in Pflanzen oft als schwerlöslicher Zink-Phytat-Komplex vorliegt. Der Tagesbedarf liegt bei 7–10 mg.

Lebensmittel mit hohem **Zink-Gehalt (Tagesbedarf Erwachsene 7–10 mg)**

Lebensmittel	Menge (in mg/100 g)	
Erdnüsse, geröstet	3,70	
Hanfsamen, geschält	9,90	
Hafervollkornflocken	3,64	
Kürbiskerne	6,15	
Lupinen (Samen)	1,38	Vegan
Mohn, gemahlen	6,01	
Sesam	7,78	
Sojabohnen	1,73	
Tofu	1,53	
Ei	1,42	Veggie
Parmesan, Emmentaler	5,94	
Austern, roh	21,71	Mischköstler
Kalbsleber	6,53	

Die in dieser Tabelle gelisteten Lebensmittel-Beispiele dienen lediglich der Information und sollen Sie nicht zu einer einseitigen Ernährung verleiten, indem Sie ab jetzt nur noch Lebensmittel mit den höchsten Werten wählen. Essen Sie so abwechslungsreich wie möglich.

Auch Vollkorngetreide besitzt einen hohen Zinkgehalt, der dem Körper besonders zugute kommt, wenn die Phytinsäure (siehe Seite 74) durch entsprechende Sauerteigführung im Brot abgebaut wurde.

Vegetarische und vegane Diäten sind arm an Zink und Vegetarier haben signifikant niedrigere Zink-Werte als Nicht-Vegetarier, was auch mit der schlechten Verwertbarkeit von Zink aus pflanzlicher Nahrung zu tun hat.[261–266] Es finden sich allerdings in der Literatur einige vorsichtige, nicht gesicherte Hinweise, dass die Verdauung von Vegetariern nach einiger Zeit lernen würde, Zink aus pflanzlicher Nahrung besser zu verwerten als bei Nichtvegetariern.

Bei Fehlen von Risikofaktoren sollte trotzdem eine ausreichende Zinkversorgung mit optimierter veganer Kost möglich sein. Im Zweifelsfall empfiehlt sich eine Messung der Blutspiegel und eventuell eine Zink-Supplementierung.

7.9 Jod

Jod ist unersetzlich für den Schilddrüsenstoffwechsel, wirkt aber auch antioxidativ, immunstabilisierend, entzündungshemmend und antiseptisch. Ein Jodmangel war früher in vielen Gegenden Deutschlands weit verbreitet. Er kommt aber heute bei unserer üblichen Ernährung kaum mehr vor, weil die Jodzufuhr durch jodiertes Salz ergänzt wird. Das enthält 150–250 µg Jod pro 10 g. Bei einer mittleren Zufuhr von 5 g Jodsalz am Tag werden 75–125 µg Jod aufgenommen. Der Tagesbedarf liegt bei 180–200 µg. Eine zu hohe Zufuhr von Jod kann beispielsweise zu Störungen im Magen-Darm-System, Keimzahlhemmung beim Mann, Jod-Akne oder Schilddrüsenüberfunktion (Morbus Basedow) führen.

Lebensmittel mit hohem **Jod-Gehalt (Tagesbedarf Erwachsene 180–200 µg)**

Lebensmittel	Menge (in µg/100 g)	
Brokkoli	15,0	
Champignons	18,0	
Erdnüsse	13,0	
Grünkohl	4,5	Vegan
Meeresalgen, getrocknet	500,0–1.100.000,0 (siehe Text)	
Mohn, gemahlen	10,1	
Spinat	11,6	
Ei	9,4	
Parmesan	80,6	Veggie
Kuhmilch	ca. 11–12[267–268]	
Kabeljau	260,3	
Austern, roh	58,0	
Geflügel	13,3	Mischköstler
Rinderleber	14,7	

Die in dieser Tabelle gelisteten Lebensmittel-Beispiele dienen lediglich der Information und sollen Sie nicht zu einer einseitigen Ernährung verleiten, indem Sie ab jetzt nur noch Lebensmittel mit den höchsten Werten wählen. Essen Sie so abwechslungsreich wie möglich.

Vegetarier und Veganer haben ein höheres Risiko für eine Jodunterversorgung. Die Jodausscheidung im Urin war bei Veganern (78 bis 78,5 µg/l) und Vegetariern (147 bis 172 µg/l) signifikant niedriger als bei Mischköstlern (216 µg/l). 25 % der Vegetarier und sogar 80 % der Veganer haben ein Jod-Defizit, unter Mischkost sind es dagegen nur 9 %.[269–273]

Für die Versorgung mit Jod sollten Sie Jodsalz verwenden.

Je nach Verwendung von Jodsalz und nach Jodgehalt der Lebensmittel und bei erhöhtem Bedarf, wie in der Schwangerschaft und Stillzeit, sollten Sie Jod nach Abschätzung der Jodaufnahme und am besten mit entsprechender Labordiagnostik supplementieren (siehe Kapitel Diagnostik Seite 162 und 164).

Der Jodgehalt von Kuhmilch hat in den letzten Jahrzehnten vor allem durch den verstärkten Einsatz von jodangereichertem Futter deutlich zugenommen. In Untersuchungen aus den Jahren 2007 bis 2011 betrug er in Ostdeutschland durchschnittlich 122 µg/l und erreichte einen Maximalwert von 207 µg/l. Bei Untersuchungen in Westdeutschland aus den Jahren 2009/2010 lag der durchschnittliche Jodgehalt bei 110 µg/l, als höchster Wert wurden 163 µg/l gemessen. Die Jodwerte von Biomilch waren allerdings nur etwa halb so hoch wie die Werte konventionell erzeugter Milch und lagen in den Sommermonaten sogar unter 50 µg/l.[274–275]

Einige getrocknete Braun- und Rotalgen enthalten sehr große Mengen an Jod. Bei Nori wurden zwischen 5–60 mg Jod pro Kilogramm, bei Kombu bis 2.600, bei Arame etwa 5.600 und bei einigen Braunalgen sogar bis zu 11.000 mg Jod pro Kilogramm Trockengewicht gefunden.[276] Im letzteren Fall würden bereits 1 g dieser Algen 11.000 µg Jod enthalten. Das entspricht mehr als dem 20-Fachen der maximal tolerablen täglichen Jodaufnahme von 500 µg!

Das Bundesinstitut für Risikobewertung (BfR) hält Algenprodukte mit mehr als 20 mg Jod pro kg Trockengewicht für „geeignet, die Gesundheit … zu schädigen".[277]

In Analysen aus Baden-Württemberg im Jahre 2012 enthielten aber fast die Hälfte der untersuchten Proben mehr als diese geforderten 20 mg Jod pro kg, davon war wiederum die Hälfte nicht ausreichend gekennzeichnet.[278] Eine Kennzeichnungspflicht gibt es derzeit nicht.

Bei entsprechenden Untersuchungen liegt auch die mittlere Jodzufuhr bei Menschen, die Meeresalgen verwenden, deutlich über den Empfehlungen, häufig nahe an der maximal tolerablen Aufnahme.[279]

Wenn Sie regelmäßig Meeresalgen oder Algenpräparate nutzen, sollten Sie unbedingt darauf achten, eine Jodüberdosierung zu vermeiden. Lassen Sie deswegen im Zweifelsfall den Jodspiegel regelmäßig kontrollieren.

7.10 Fettsäuren

Eine ausreichende Versorgung mit Fettsäuren ist lebensnotwendig. Dabei unterscheiden wir in Bezug auf ihre Wertigkeit für unsere Gesundheit zwischen den eher ungünstig wirkenden „gesättigten Fettsäuren" und den meist gesundheitsdienlichen „ungesättigten Fettsäuren". Zu den „günstig" wirkenden und in ausreichenden Mengen zuzuführenden ungesättigten Fettsäuren zählen zunächst die mehrfach ungesättigten Omega-3-Fettsäuren Eicosapentaensäure (EPA), Docosahexaensäure (DHA) und die α-Linolensäure (ALA). Hinzu kommen die mehrfach ungesättigten Omega-6-Fettsäuren Linolsäure und γ-Linolensäure sowie die einfach ungesättigte Ölsäure.

Für die Verteilung der Zufuhr der einzelnen Fettsäuren in der Nahrung finden sich bewährte Empfehlungen in den D-A-CH-Referenzwerten für die Nährstoffzufuhr der deutschsprachigen Gesellschaften für Ernährung:[280–281]

- Der Fettanteil in der täglichen Nahrungsenergie sollte bis zu 30 % betragen. Bei 1800 kcal würde das also 60 g Fett entsprechen, bei 2000 kcal wären es etwa 67 g und bei 2400 kcal wären es 80 g Fett.
- Zwei Drittel der Fette sollten aus (mehrfach und einfach) ungesättigten Fettsäuren bestehen, weniger als ein Drittel sollte es bei den gesättigten Fettsäuren sein (siehe auch Tabelle Seite 137).

- Das Verhältnis der Linolsäure zur α-Linolensäure sollte nicht mehr als 5:1 betragen, um negativen Einflüssen der Linolsäure auf den Stoffwechsel der Fettsäuren und besonders auf den Stoffwechsel von EPA und DHA vorzubeugen.
- Bei den biologisch aktiven langkettigen Omega-3-Fettsäuren Eicosapentaensäure (EPA) und Docosahexaensäure (DHA) wird eine tägliche Zufuhr von 250 mg DHA und EPA für die Prävention und von 1 g für die Therapie empfohlen, wobei bis zu 3 g täglich als unbedenklich gelten. In Schwangerschaft und Stillzeit sollten täglich mindestens 200 mg DHA aufgenommen werden.

Wir geben in den folgenden Tabellen etwas höhere Werte für die präventive Zufuhr von **DHA und EPA** an, nämlich ca. **0,5–1 g täglich.**

Ein günstiges Verhältnis von Linolsäure zu α-Linolensäure beziehungsweise von Omega-6- zu Omega-3-Fettsäuren wirkt sich im Allgemeinen positiv auf die Entstehung und den Verlauf von verschiedenen Krankheiten aus.[282–283]

EPA und DHA haben positive und schützende Wirkungen, beispielsweise auf Herz-Kreislauf-Erkrankungen, Gelenkerkrankungen, Augenerkrankungen, Allergien oder Depressionen. DHA ist bereits vor der Geburt unverzichtbar für die Entwicklung des kindlichen Nervensystems und der Sehfähigkeit und verringert das Risiko für Frühgeburten.[284]

Für die Omega-6-Fettsäure γ-Linolensäure gibt es keine allgemein gültigen Angaben zum täglichen Bedarf oder zu einer eventuell

EPA und DHA haben positive und schützende Wirkungen, beispielsweise auf Herz-Kreislauf-Erkrankungen, Gelenkerkrankungen, Augenerkrankungen, Allergien oder Depressionen.

notwendigen Zufuhrmenge. Sie kann mit der Nahrung aufgenommen und auch vom Körper aus Linolsäure synthetisiert werden.[285]

In der folgenden Tabelle „Tagesbedarf der einzelnen Fettsäuren" haben wir die Prozentanteile der unterschiedlichen Fettsäuren an der Nahrungsenergie noch einmal gegenübergestellt. In Klammern finden Sie eine ungefähre Berechnung, welcher Menge in Gramm diese Prozentanteile bei einer Nahrungsenergieaufnahme von 1800 kcal entsprechen würden.

Tagesbedarf der einzelnen Fettsäuren

Mehrfach ungesättige Fettsäuren		Einfach ungesättigte Fettsäuren (Ölsäure)	Gesättigte Fettsäuren
7–10 % der Nahrungsenergie (14–20 g*)		ca. 10 % der Nahrungsenergie oder mehr (20 g oder mehr*)	< 10 % der Nahrungsenergie (< 20 g*)
Omega-6-Fettsäuren (gesamt ca. 11–16 g*) · Linolsäure · γ-Linolensäure	**Omega-3-Fettsäuren** (gesamt ca. 3–4 g*) · ALA (ca. 2,5–3 g) · EPA/DHA (ca. 0,5–1 g)		

* Näherungswerte in g in Klammern bei einer Nahrungsenergieaufnahme von 1800 kcal und einem Verhältnis von Omega-6 zu Omega-3 von ca. 4:1

In den folgenden Tabellen haben wir für Sie die einzelnen gesundheitsdienlichen ungesättigten Fettsäuren sowie deren Hauptlieferanten und ihren Fettsäuregehalt gelistet.

Lebensmittel mit hohem Gehalt an **Omega-3-Fettsäure DHA** (Tagesbedarf ca. 0,25–0,5 g*)

Lebensmittel	Menge (in g/100 g)	
Ei	0,08	Veggie
Fischöl aus Lachs	18,23	
Forelle	0,58	Mischköstler
Lachs	1,46	

Die in dieser Tabelle gelisteten Lebensmittel-Beispiele dienen lediglich der Information und sollen Sie nicht zu einer einseitigen Ernährung verleiten, indem Sie ab jetzt nur noch Lebensmittel mit den höchsten Werten wählen. Essen Sie so abwechslungsreich wie möglich.

* eigene Angaben: Tagesbedarf DHA + EPA ca. 0,5–1 g

Lebensmittel mit hohem Gehalt an **Omega-3-Fettsäure EPA** (Tagesbedarf ca. 0,25–0,5 g*)

Lebensmittel	Menge (in g/100 g)	
Ei	0,01	Veggie
Fischöl aus Lachs	13,02	
Forelle	0,16	Mischköstler
Lachs	0,91	

Die in dieser Tabelle gelisteten Lebensmittel-Beispiele dienen lediglich der Information und sollen Sie nicht zu einer einseitigen Ernährung verleiten, indem Sie ab jetzt nur noch Lebensmittel mit den höchsten Werten wählen. Essen Sie so abwechslungsreich wie möglich.

* eigene Angaben: Tagesbedarf EPA + DHA ca. 0,5–1 g

Lebensmittel mit hohem Gehalt an α-Linolensäure (Omega-3-Fettsäure)

Lebensmittel	Menge (in g/100 g)	
Hanföl[*286]	20,00	
Hanfsamen, geschält	8,68	
Leindotteröl[287]	35,00	
Leinöl	52,80	Vegan
Rapsöl	9,14	
Sojaöl	7,70	
Walnüsse	10,17	
Parmesan	0,17	Veggie

Die in dieser Tabelle gelisteten Lebensmittel-Beispiele dienen lediglich der Information und sollen Sie nicht zu einer einseitigen Ernährung verleiten, indem Sie ab jetzt nur noch Lebensmittel mit den höchsten Werten wählen. Essen Sie so abwechslungsreich wie möglich.

* Hanföl weist mit 2:1 bis 3:1 ein sehr günstiges Verhältnis von Omega-6-Fettsäuren zu Omega-3-Fettsäuren auf.[288]

Lebensmittel mit hohem Gehalt an γ-Linolensäure (Omega-6-Fettsäure)

Lebensmittel	Menge (in g/100 g)	
Avocados	0,02	
Borretschöl[289]	20,40	
Erdnüsse, geröstet	0,04	
Hanföl[290]	3,00	Vegan
Hanfsamen, geschält	1,34	
Nachtkerzenöl[291]	10,00	

Die in dieser Tabelle gelisteten Lebensmittel-Beispiele dienen lediglich der Information und sollen Sie nicht zu einer einseitigen Ernährung verleiten, indem Sie ab jetzt nur noch Lebensmittel mit den höchsten Werten wählen. Essen Sie so abwechslungsreich wie möglich.

Lebensmittel mit hohem Gehalt an **Linolsäure (Omega-6-Fettsäure)**

Lebensmittel	Menge (in g/100 g)	
Distelöl	75,12	
Hanföl[292]	55,00	
Leinöl	14,30	
Nachtkerzenöl[293]	73,00	
Olivenöl	8,29	Vegan
Rapsöl	19,00	
Sojaöl	52,85	
Sonnenblumenöl	65,70	
Walnüsse	42,02	
Ei	1,33	Veggie
Parmesan	0,92	

Die in dieser Tabelle gelisteten Lebensmittel-Beispiele dienen lediglich der Information und sollen Sie nicht zu einer einseitigen Ernährung verleiten, indem Sie ab jetzt nur noch Lebensmittel mit den höchsten Werten wählen. Essen Sie so abwechslungsreich wie möglich.

Lebensmittel mit hohem Gehalt an **Ölsäure**

Lebensmittel	Menge (in g/100 g)	
Distelöl	10,34	
Hanföl[294]	12,00	
Leinöl	19,10	Vegan
Olivenöl	69,36	
Rapsöl	61,74	

Die in dieser Tabelle gelisteten Lebensmittel-Beispiele dienen lediglich der Information und sollen Sie nicht zu einer einseitigen Ernährung verleiten, indem Sie ab jetzt nur noch Lebensmittel mit den höchsten Werten wählen. Essen Sie so abwechslungsreich wie möglich.

Für die alltägliche Nutzung finden Sie hier noch einmal die wichtigsten natürlichen pflanzlichen Öle mit ihrem Gehalt an einzelnen Fettsäuren in Annäherungswerten:

Fettsäurengehalt im Überblick

Lebensmittel (Mengen in g/100 g)	Omega-6-Fettsäuren		Omega-3-Fettsäuren		Öl-säure	Gesättigte Fettsäuren
	Linol-säure	γ-Linolen-säure	α-Linolen-säure	EPA u. DHA		
Hanföl	55,0	3,0	20,0	–	12,0	10,0
Leinöl	14,0	–	53,0	–	19,0	10,0
Leindotteröl[295]	17,0	–	35,0	–	14,0	9,0
Olivenöl	8,0	–	< 1,0	–	69,0	14,0
Rapsöl	19,0	–	9,0	–	62,0	7,0
Sonnen-blumenöl	66,0	–	–	–	20,0	10,0
Walnussöl	52,0	–	12,0	–	18,0	11,0

Die mehrfach ungesättigten Omega-3-Fettsäuren EPA und DHA kommen in relevanten Mengen nur in Fisch und Krill sowie in kleineren Mengen auch in Eiern vor, nicht aber in Pflanzenölen. **Vegane Ernährung enthält also keine DHA und EPA,** sodass Veganer und oft auch Vegetarier über die Nahrung nicht ausreichend versorgt werden.[296–297] Zwar kann ein kleiner Teil der α-Linolensäure in EPA und DHA umgewandelt werden, aber das reicht nicht.

Deshalb empfehlen wir aus medizinischen Gründen dringend eine Ergänzung mit EPA und DHA, ganz besonders bei Vorliegen von Risikofaktoren sowie während Schwangerschaft und Stillzeit. Wie im nächsten Abschnitt dargestellt, können für Veganer – und wohl auch für Vegetarier – nach dem derzeitigen Wissenstand dafür nur Öle aus

Mikroalgen eine Alternative darstellen, um die Versorgung mit EPA und DHA zu gewährleisten.

Die Omega-3-Fettsäuren **α-Linolensäure (ALA) sowie EPA und DHA** sind ineinander **umwandelbar.** Zunächst kann ALA laut den verfügbaren Humanstudien in kleinen Mengen in EPA konvertiert werden. Bei Männern können demnach zwischen 0,2 % und höchstens 8 % und bei Frauen zwischen 0,2 und 21 % der ALA-Gesamtmenge in EPA umgewandelt werden. Allerdings kann diese Konversion bei hoher Zufuhr von Omega-6-Fettsäuren beispielsweise aus Distelöl oder Sonnenblumenöl um 40–50 % und bei Frauen unter Hormonersatztherapie um weitere 42 % abnehmen. Die EPA ihrerseits kann unter optimalen Bedingungen zu höchstens 25 % in die Docosahexaensäure DHA umgebaut und die DHA wiederum um bis zu 12 % in EPA zurückgewandelt werden. So könnten im Idealfall aus 1 g ALA bis zu 164 mg EPA und 46 mg DHA entstehen. Allerdings wird dieser Idealfall wohl in der Realität selten auftreten bzw. werden nur wenig EPA und kaum DHA aus ALA zur Verfügung gestellt werden.[298–307]

Um den Umbau von ALA in EPA und DHA zu optimieren, können Veganer und Vegetarier die Zufuhr an Omega-6-Fettsäuren aus Ölen auf relativ niedrige Mindestmengen beschränken. Das bedeutet, dass Sie vor allem Distel-, Sonnenblumen-, Borretsch- oder Nachtkerzenöl eher zurückhaltend verwenden sollten. Eine Ergänzung mit EPA und DHA wird trotzdem nicht zu vermeiden sein.

Die in der Natur gewonnenen **Makro-Algen** wie Nori, Dulse, Kelp/Kombu oder Wakame, die vor allem in der asiatischen Küche verwendet werden, enthalten meist wenig Fett und laut den vorliegenden Nährwertanalysen kaum EPA und DHA — oder nur eine der beiden Fettsäuren in Mengen von deutlich unter 1 %. Deshalb eignen sie sich nicht als adäquater Ersatz für Fisch. Zudem zählen Makro-Algen üblicherweise nicht zu regionalen Produkten und möglicherweise können wir im Gegensatz zu Japanern, deren Darmbakterien über ein entsprechendes Gen verfügen,[308] die Zellwände von Makro-Algen gar nicht verdauen. Darüber hinaus haben einige **Braun- und Rotalgen** einen hohen Jodgehalt, deshalb muss auch auf die Gefahr einer Jod-Überversorgung hingewiesen werden.

Mikro-Algen wie Ulkenia sp. produzieren üblicherweise nur eine der beiden Fettsäuren EPA oder DHA in nennenswerten Mengen. Doch wie oben angeführt, kann EPA aus Mikroalgen bis zu 50 % in DHA umgewandelt werden. Eine Versorgung mit Mikroalgen, die nur DHA produzieren, kann die EPA-Spiegel im Menschen durch die sogenannte Retrokonversion (Rückumbau) von DHA zu EPA um bis zu 12 % erhöhen.[309–310]

Einige **Mikro-Algenprodukte** wie beispielsweise Schizochytrium sowie die entsprechenden Öle stammen aus industrieller Produktion und enthalten in Fertigpräparaten sowohl EPA als auch DHA in ausreichender Menge. Diese Produkte zählen zu den Supplementen oder zum sogenannten „Novel Food" und sind grundsätzlich als Alternative zu klassischen Ergänzungsmitteln mit EPA und DHA aus Fisch geeignet, wenn sie die geforderten Mengen an EPA und DHA, aber keine Schadstoffe oder tierische Zusätze enthalten. Mittlerweile sind auch Speiseöle erhältlich, die mit DHA und EPA aus Mikroalgen angereichert sind.

Bei **Leindotter** (Camelina sativa) handelt es sich um eine seit mehr als 4000 Jahren genutzte Ölpflanze, die auch in Deutschland und Österreich angebaut wird. „Normaler" Leindotter enthält einen hohen Anteil an α-Linolensäure, aber kein EPA und DHA.

Eine genetisch veränderte Form des Leindotters stellt auch größere Mengen an EPA und DHA zur Verfügung. In dieser Züchtung finden sich durchschnittlich 11 g EPA und 8 g DHA pro 100 g,[311] allerdings muss man sich der Problematik rund um genetische Veränderungen bewusst sein.

Für Lakto-Ovo-Vegetarier besteht zusätzlich die Möglichkeit der Versorgung mit EPA und DHA über sogenannte **„Omega-3-Eier"**. Sie stammen von Hühnern, die mit Mikroalgen gefüttert wurden. Diese Eier enthalten gegenüber den üblichen Eiern die 5- bis 6-fache Menge an EPA und DHA.

Die Versorgung mit den übrigen gesunden Fettsäuren sollte für gesunde Veganer und Vegetarier bei optimierter Kost im Normalfall problemlos möglich sein.

Bei den unten genannten pflanzlichen Ölen empfehlen wir eine Mischung mit beispielsweise täglich je etwa 10 g Hanf-, Raps- und Olivenöl. Für diese Kombination ergäben sich dann folgende Aufnahmemengen für wichtige Fettsäuren (in g):

Öl-Art	Linolsäure	γ-Linolensäure	α-Linolensäure	Ölsäure	Gesättigte Fettsäure
Hanföl 10 g	5,5	0,3	2,0	1,2	1,0
Rapsöl 10 g	1,9	–	0,9	6,2	0,7
Olivenöl 10 g	0,8	–	0,1	6,9	1,4
Gesamt-Zufuhr	8,2	0,3	3,0	14,3	3,1

Diese Mischung enthält 11,5 g mehrfach ungesättigte und 14,3 g einfach ungesättigte Fettsäuren.

Das Verhältnis **Omega-6 zu Omega-3 beträgt 2,8:1.**

Entscheidend für die Gesundheit ist nicht nur die Gesamtmenge an Eiweiß, die wir aufnehmen, sondern auch seine Zusammensetzung.

Wenn Veganer oder Vegetarier Omega-6-Fettsäuren einsparen und gleichzeitig viel α-Linolensäure zuführen wollen, bietet sich als Alternative eine Mixtur aus je ca. 10 g Leinsamen-, Raps- und Olivenöl an. Daraus ergibt sich folgende Fettsäurenzufuhr (in g):

Öl-Art	Linol-säure	γ-Linolen-säure	α-Linolen-säure	Ölsäure	Gesättigte-FS
Leinöl 10 g	1,4	–	5,3	1,9	1,0
Rapsöl 10 g	1,9	–	0,9	6,2	0,7
Olivenöl 10 g	0,8	–	0,1	6,9	1,4
Gesamt-Zufuhr	**4,1**	**–**	**6,3**	**15,0**	**3,1**

Diese Mischung enthält 10,4 g mehrfach ungesättigte und 15,0 g einfach ungesättigte Fettsäuren.

Das Verhältnis **Omega-6 zu Omega-3 beträgt 0,7:1.**

7.11 Eiweiß und Aminosäuren

Der Tagesbedarf an Eiweiß beträgt üblicherweise etwa 0,8 g Eiweiß pro kg Körpergewicht. Die Empfehlungen für die tägliche Zufuhr an unentbehrlichen (essenziellen) Aminosäuren sind in der letzten Zeile der Tabelle „Gehalt an essenziellen Aminosäuren" auf Seite 147 gelistet. Entscheidend für die Gesundheit ist nicht nur die Gesamtmenge an Eiweiß, die wir aufnehmen, sondern auch seine Zusammensetzung, wie bereits auf Seite 59 bei den Makronährstoffen erläutert. Die entbehrlichen, sogenannten „nicht-essenziellen" Aminosäuren, kann der Körper normalerweise in ausreichender Menge selbst aufbauen.

Dazu gehören unter anderem Alanin, Asparaginsäure, Glutaminsäure, Glutamin, Ornithin, Taurin oder Citrullin.

Auch bedingt notwendige halb- oder semiessenzielle Aminosäuren kann der Körper aus den anderen Aminosäuren im Prinzip selbst herstellen. Es gibt aber Lebenssituationen wie bestimmte Wachstumsphasen, Krankheit, hohe körperliche Belastung, in denen das nicht oder nicht ausreichend funktioniert und dann müssen sie zugeführt werden. Zu den halbessenziellen Eiweißstoffen zählen derzeit Arginin, Cystin, Cystein und Tyrosin.

Unser Augenmerk liegt aber auf den unentbehrlichen oder „essenziellen" Aminosäuren, die der Organismus nicht selbst herstellen kann. Vor allem daraus bildet er seine eigenen Eiweiße. Außerdem nutzt er essenzielle Aminosäuren für vielfältige andere Aufgaben im Stoffwechsel. Deshalb ist ein ausreichender Gehalt der Nahrungsmittel an diesen lebensnotwendigen Eiweißbausteinen wichtig. Das sind: Isoleucin, Leucin, Lysin, Methionin, Phenylalanin, Threonin, Tryptophan und Valin. Die DGE und die WHO stufen inzwischen Histidin ebenfalls als eine unentbehrliche Aminosäure ein.[312–313]

Zu viel Eiweiß schadet

Übrigens kann eine zu hohe Zufuhr an Eiweiß auch negative Auswirkungen haben, beispielsweise in Form von vermehrter Ammoniakbildung oder von Gewebeübersäuerung mit den entsprechenden Folgen. Deshalb ist es im Normalfall nicht sinnvoll, höhere Eiweißmengen als vorgegeben aufzunehmen.

Lebensmittel mit hohem Gehalt an **essenziellen Aminosauren**

Lebensmittel / Menge in g/100 g	Histidin	Isoleucin	Leucin	Lysin	Methionin	Phenylalanin	Threonin	Tryptophan	Valin	Arginin*	
Buchweizen	0,07	0,16	0,22	0,19	0,06	0,14	0,16	0,06	0,22	0,32	
Dicke Bohnen	0,30	0,53	0,93	0,85	0,09	0,57	0,45	0,11	0,58	1,17	
Haferflocken	0,27	0,56	1,03	0,46	0,22	0,71	0,48	0,17	0,74	0,79	
Haselnuss	0,41	0,58	1,10	0,47	0,21	0,71	0,48	0,21	0,75	2,27	
Sonnenblumenkerne	0,69	1,14	1,70	0,99	0,57	1,29	0,96	0,37	1,33	2,47	Vegan
Linsen	0,19	0,35	0,56	0,55	0,06	0,39	0,31	0,07	0,42	0,62	
Lupinen	0,44	0,70	1,18	0,83	0,11	0,61	0,57	0,13	0,65	1,67	
Mandel süß	0,54	0,91	1,51	0,60	0,28	1,20	0,63	0,18	1,18	2,85	
Quinoa	0,10	0,20	0,26	0,24	0,05	0,15	0,17	0,05	0,18	0,31	
Sojabohnen	0,36	0,73	1,22	0,87	0,25	0,84	0,64	0,19	0,75	1,08	
Tempeh (fermentierter Soja)	0,49	0,91	1,48	1,07	0,23	0,89	0,68	0,18	0,89	1,13	
Tofu	0,41	0,76	1,27	0,98	0,20	0,86	0,59	0,21	0,77	1,16	
Ei	0,26	0,74	1,00	0,71	0,36	0,64	0,56	0,18	0,89	0,71	
Parmesan	0,93	1,79	2,90	2,19	0,71	1,42	1,26	0,40	1,94	1,02	Veggie
Joghurt (3,5 %)	0,10	0,24	0,41	0,31	0,10	0,21	0,17	0,05	0,30	0,14	
Forelle	0,58	1,09	1,81	2,06	0,67	0,94	1,10	0,24	1,27	1,42	Mischköstler
Geflügel	0,70	1,47	2,03	2,32	0,73	1,04	1,15	0,32	1,34	1,58	
Ca.-Empfehlung für Erwachsene (70 kg Körpergewicht)/Tag[314]	**0,7**	**1,4**	**2,7**	**2,1**	**0,7**	**1,8**[**]	**1,1**	**0,3**	**1,8**	**0,5–1,5**[315]	

Die in dieser Tabelle gelisteten Lebensmittel-Beispiele dienen lediglich der Information und sollen Sie nicht zu einer einseitigen Ernährung verleiten, indem Sie ab jetzt nur noch Lebensmittel mit den höchsten Werten wählen. Essen Sie so abwechslungsreich wie möglich.

* Arginin ist eine halbessenzielle Aminosäure

** Wert für Phenylalanin + Tyrosin

Einige tierische Eiweiße könnten eine höhere biologische Wertigkeit als pflanzliche Eiweiße haben. Aber eine gut gemachte, abwechslungsreiche vegetarische oder vegane Kost kann die gleiche Eiweißqualität liefern wie eine Ernährung mit hochwertigem Fleisch. Sie können damit im Normalfall Ihren Aminosäurenbedarf gut decken.[316] Auch das immer wieder beschriebene Problem, dass in pflanzlicher Kost zu wenig Lysin enthalten sei, entsteht bei guter Planung nicht, wie Sie der Tabelle entnehmen können.

Gut geeignet für die Versorgung mit Eiweiß und besonders mit den essenziellen Aminosäuren sind Hülsenfrüchte wie Kichererbsen, Linsen, Bohnen, Lupinen oder Soja sowie Nüsse, Mandeln, Hanfsamen, Kürbiskerne, Weizenkeime und Getreide (z. B. Hafer). Damit können Veganer problemlos 50 g und mehr pro Tag an hochwertigem Eiweiß aufnehmen und sich nach unserer Ernährungspyramide auf Seite 171 richten.

Bei erhöhtem Bedarf, der beispielsweise im Kraftsport oder bei Kachexie auftreten kann, müssen eventuell Aminosäurenabkömmlinge wie Kreatin, Carnitin und Glutathion supplementiert werden.

7.12 Kreatin

Kreatin ist im Sport als Reservespeicher für „schnelle" Energie bekannt. Das ist vor allem für leistungsorientierte Sportler wichtig. Es zeigt aber auch allgemein positive Effekte auf die Muskulatur, den menschlichen Stoffwechsel sowie die körperliche und psychische Leistungsfähigkeit und könnte deshalb beispielsweise in der Altersmedizin und zur Gewichtsabnahme sowie als Zusatzmaßnahme bei vielen Erkrankungen, wie psychischen Krankheiten, Herz-Kreislauf-Erkrankungen oder Muskelerkrankungen Verwendung finden.

Der Mensch kann in Leber, Niere und Bauchspeicheldrüse bei einem gut funktionierenden Eiweißstoffwechsel etwa 1–2 g Kreatin pro Tag aus Arginin, Glycin und Methionin bilden. Dies genügt für den normalen Bedarf, der bei ca. 2 g pro Tag liegt.[317] Ansonsten ist Kreatin vor allem in frischem Fisch, frischem Fleisch, Milch und Muttermilch enthalten, wobei man für die Zufuhr von 1 g Kreatin ca. 200 g Fisch und Fleisch benötigt.

Lebensmittel mit hohem **Kreatin-Gehalt**[318]
(Tagesbedarf ca. 2 g)

Lebensmittel	Menge (in g/100 g)	
Lachs	0,45	
Thunfisch	0,40	Mischköstler
Schweinefleisch, Rindfleisch	0,45–0,50	

Die in dieser Tabelle gelisteten Lebensmittel-Beispiele dienen lediglich der Information und sollen Sie nicht zu einer einseitigen Ernährung verleiten, indem Sie ab jetzt nur noch Lebensmittel mit den höchsten Werten wählen. Essen Sie so abwechslungsreich wie möglich.

In mindestens zwei Studien wird beschrieben, dass Vegetarier niedrigere Kreatinspiegel haben als Mischköstler und dass vegetarisch lebende Sportler ihre Leistung nach Kreatinsupplementation verbessern.[319–320] Doch mit einer optimierten vegetarischen oder veganen Kost sollte die Versorgung mit Kreatin ausreichend sein, weil der Organismus es selbst bilden kann. Nur bei besonderen Belastungen des Körpers wie Krankheit oder Leistungssport muss Kreatin ergänzt werden.

7.13 L-Carnitin

L-Carnitin ist unersetzlich für den Transport von Fettsäuren in die Zelle, damit diese dort zur Energiebildung eingesetzt werden können. L-Carnitin kann im Körper aus Lysin und Methionin gebildet werden. Der Bedarf ist nicht exakt bekannt. Man kann aber aufgrund der Literaturdaten davon ausgehen, dass normalerweise etwa 100 mg

L-Carnitin pro Tag zusätzlich zur Eigensynthese zugeführt werden sollten. Im Ausdauersport hat der Körper einen erhöhten Bedarf an Energiegewinnung aus Fettsäuren, deswegen steigt der Bedarf an L-Carnitin entsprechend an.

Lebensmittel mit hohem **Carnitin-Gehalt**[321] **(Tagesbedarf ca. 50–100 mg)**

Lebensmittel	Menge (in mg/100 g)	
Avocado	0,40	
Brokkoli	0,48	
Erdnüsse	0,58	Vegan
Nudeln	0,70	
Pfifferlinge	1,30	
Hüttenkäse	5,30	Veggie
Joghurt	4,10	
Seelachs	9,70	Mischköstler
Kalbsschnitzel	105,00	

Die in dieser Tabelle gelisteten Lebensmittel-Beispiele dienen lediglich der Information und sollen Sie nicht zu einer einseitigen Ernährung verleiten, indem Sie ab jetzt nur noch Lebensmittel mit den höchsten Werten wählen. Essen Sie so abwechslungsreich wie möglich.

L-Carnitin ist vor allem in tierischen Produkten enthalten. Die Eigensynthese von L-Carnitin erfordert Eisen, Vitamin B_6, Vitamin B_3 und Vitamin C als Cofaktoren. Mit vegetarischer oder veganer Kost scheint der L-Carnitin-Bedarf bei optimierter Ernährung, bei normalem Bedarf und genügend Cofaktoren gedeckt werden zu können. Allerdings fanden sich in einigen Studien bei Vegetariern niedrige L-Carnitinspiegel bzw. ein L-Carnitinmangel.[322–323] Wahrscheinlich kann der Körper bei erhöhten Anforderungen wie im Leistungssport, bei Herzinsuffizienz und vor allem bei einem Mangel an Cofaktoren nicht ausreichend L-Carnitin bilden. In diesen Fällen erscheint eine Supplementierung von L-Carnitin empfehlenswert.

7.14 Weitere wichtige Mikronährstoffe

Neben den bereits genannten Risiko-Mikronährstoffen kann es bei länger anhaltenden Ernährungsfehlern, bei erhöhtem Bedarf oder bei Verwendung von industriell verarbeiteten Lebensmitteln im Rahmen von einschränkenden Ernährungsformen auch zu einer Unterversorgung an weiteren essenziellen Mikronährstoffen kommen.

So haben bei Majchrzak 30 % der Veganer und 10 % der Vegetarier ein Vitamin-B_2-Defizit und ein Drittel aller Studienteilnehmer ein Vitamin-B_6-Defizit. Auch Vudhivai schreibt Vegetariern signifikant niedrigere Vitamin-B6-Spiegel und niedrige Vitamin-B_1-Spiegel zu.[324–325]

Daneben bedarf auch die Versorgung mit Vitamin B_3 und mit dem Antioxidans Glutathion bei vegetarisch lebenden Menschen zumindest dann einer besonderen Beobachtung, wenn allgemein ein erhöhter Bedarf anzunehmen ist. Dies ist zum Beispiel während Wachstum, Schwangerschaft, Stillzeit oder leistungsorientiertem Sport sowie bei chronischen Erkrankungen oder Schadstoffbelastung (z. B. chemische Zusätze in Lebensmitteln, Medikamente, Nikotin, Alkohol) der Fall.

Im Folgenden finden Sie eine Übersicht mit Beispielen für einige pflanzliche Lebensmittel, die relativ viel von diesen Substanzen enthalten. Sie sollten deswegen unbedingt in eine optimierte vegetarische Ernährung integriert werden.

Andere Risiko-Nährstoffe auf einen Blick

Nährstoff	Tagesbedarf	Lebensmittel mit hohem Gehalt
Vitamin B_1 (Thiamin)	1,0–1,3 mg	Sonnenblumenkerne, Vollgetreide, Sesam, Hülsenfrüchte, Hafer, Soja
Vitamin B_2 (Riboflavin)	1,0–1,4 mg	Hefe, Mandeln, Pilze, Vollgetreide, Soja, Brokkoli
Vitamin B_3 (Niacin)	11–16 mg	Hülsenfrüchte, Nüsse, Pilze, Vollgetreide, Ölsamen
Vitamin B_6 (Pyridoxin)	1,2–1,5 mg	Nüsse, Sonnenblumenkerne, Hülsenfrüchte, Vollgetreide, Hafer, Soja
Glutathion[326]	0,5–1 g	Walnüsse, Keime und Sprossen, rohes Obst wie beispielsweise Melonen, frisches Gemüse wie Spinat, Brokkoli oder Spargel, Avocado

Bei unspezifischen Symptomen, bei Hinweisen auf eine Unterversorgung oder bei einer Homocysteinerhöhung (die durch einen Mangel an den Vitaminen B_6, B_{12} oder Folsäure verursacht wird), muss auch bei diesen Stoffen mit einem erfahrenen Therapeuten über die Bestimmung von Blutspiegeln sowie über eine sinnvolle Supplementation gesprochen werden (siehe Seite 205 ff.).

Vorsicht: Wechselwirkungen zwischen Nährstoffen und Arzneimitteln!

Vor allem bei Vitamin B_{12} ist wegen der ungünstigen Versorgungslage bei Veganern und Vegetariern zusätzlich auf Wechselwirkungen (Interaktionen) mit Medikamenten zu achten, die den B_{12}-Bedarf erhöhen. Dazu gehören Antirheumatika, Neomycin, Metformin, Fibrate, Colestyramin, H_2- und

>>

Als Patient sollten Sie Ihren Arzt
darüber informieren, dass Sie Vegetarier
oder Veganer sind und welche
Supplemente Sie einnehmen.

>>

Protonenpumpenblocker, Biguanide, Carbamazepin, Pheny-
toin, Barbiturate, Methotrexat oder Colchicin.

Aber auch bei den anderen kritischen Mikronährstoffen, wie
Vitamin D, Vitamin K_2, Eisen, Selen oder Zink muss auf Interaktionen mit Arzneimitteln geachtet werden. Hier seien vor
allem Antibiotika, Schmerzmittel, Herzmittel (z. B. ACE-Hem-
mer, Diuretika), Magen- und Darmmittel (z. B. Antazida, Laxan-
tien, H_2- und Protonenpumpenblocker), gerinnungshemmende
Medikamente (z. B. Marcumar), Hormonpräparate (z. B. Corti-
costeroide), Psychopharmaka und Zytostatika genannt.

In jedem Einzelfall muss der verordnende Arzt regelmäßig
und streng die Notwendigkeit und Dosierung der genannten
Arzneimittel überprüfen und möglicherweise die Spiegel der
betroffenen Mikronährstoffe engmaschig kontrollieren.

Als Patient sollten Sie Ihren Arzt darüber informieren, dass
Sie Vegetarier oder Veganer sind und welche Supplemente
Sie einnehmen. Nur dann kann er diese Nährstoffproblematik
berücksichtigen.

Kapitel

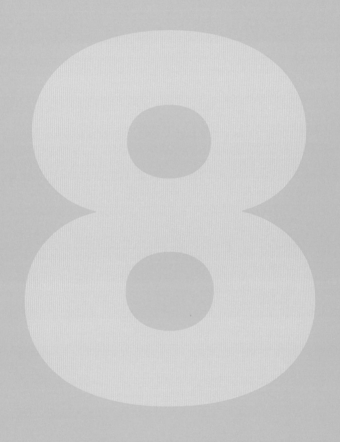

Die Diagnostik von
Nährstoffmängeln

8 DIE DIAGNOSTIK VON NÄHRSTOFFMÄNGELN

Wir haben wiederholt darauf hingewiesen, dass jede ungünstige und besonders jede einschränkende Ernährungsform Risiken für einen Mangel an Nährstoffen in sich birgt. Um die individuelle Nährstoffversorgung zu überprüfen oder um einen Mangel frühzeitig zu erkennen, beziehungsweise um ihm vorbeugen oder ihn behandeln zu können, bedarf es einer gut geplanten, rationell umgesetzten Diagnostik. Diese unterscheidet zwischen kostengünstigen und generell einsetzbaren Basisverfahren, die auch eine einfache Selbstdiagnose ermöglichen, und ergänzenden Labortests wie Blutentnahmen. Die Diagnostik und Therapie von Nährstoffmängeln gehört in die Hände erfahrener Therapeuten (Ärzte, Heilpraktiker), die in der Praxis oft auch mit qualifizierten Ernährungsberatern zusammenarbeiten. Blutentnahmen können nur von Ärzten oder Heilpraktikern durchgeführt werden.

Im Normalfall ergibt schon eine genaue Überprüfung der Ernährung und des Lebensstils ausreichende Informationen über das Risiko einer schlechten Versorgung mit bestimmten Nährstoffen. Sie selbst und besonders Ihr Therapeut können damit ganz unkompliziert Ihren Ist-Zustand mit dem gewünschten Soll-Zustand vergleichen und daraus Rückschlüsse auf die Qualität Ihrer Nährstoffversorgung, des Lebensstils sowie auf eine Unterversorgung oder Ungleichgewichte von Nährstoffen ziehen.

Als Ergänzung zu dieser Befragung kann der von uns erstellte Fragebogen „Mangelzustände selbst erkennen" dienen (siehe Tabelle Seite 158 ff.), den Sie auch als Printversion downloaden können. Er listet die Leitsymptome eines Mangels einzelner kritischer Mikronährstoffe auf. Diese Symptome werden in einem speziellen Auswertungsformular, das Therapeuten bei Interesse gerne kostenlos bei uns anfordern können,[327] konkreten Mikronährstoffmängeln zugeordnet. Der Therapeut kann die im Fragebogen angekreuzten Symptome mit dem Formular vergleichen und erhält so für die Therapie gut verwertbare Hinweise auf bereits bestehende Folgen eines Mangels bestimmter Mikronährstoffe.

Außerdem sollten Größe, Gewicht, Body-Mass-Index (BMI, siehe Seite 49) und Waist-to-Hip-Ratio (WHR = Taille-Hüft-Quotient) oder Taillenumfang gemessen werden, um über eventuelle Gewichtszunahmen oder Gewichtsabnahmen informiert zu sein.

WHR und Taillenumfang

Der **Taille-Hüft-Quotient** (Waist-to-Hip-Ratio, WHR) ist ein Maß für die Fettverteilung und gibt noch besser als der BMI Auskunft über das Krankheitsrisiko durch Übergewicht. Eine Vermehrung des Bauchfettgewebes ist deutlich häufiger mit Komplikationen wie Herz-Kreislauf-Erkrankungen, Diabetes mellitus Typ 2, Fettstoffwechselstörungen oder Bluthochdruck verbunden als eine Fettverteilung im Bereich der Hüfte.

Für die Berechnung messen Sie im Stehen Ihren **Taillenumfang W** in der Mitte zwischen unterer Rippe und Beckenkamm und den **Hüftumfang H** an der breitesten Stelle über dem Gesäß. Das Verhältnis von Taillen- zu Hüftumfang **W : H** ergibt den **Taille-Hüft-Quotienten WHR.** Bei Frauen sollte der Wert unter 0,85 liegen, bei Männern unter 1.

Die aktuellen Leitlinien zur Adipositas empfehlen bei einem BMI > 25mg/m² die einfache **Messung des Taillenumfangs** zur Einschätzung der Bauchfettdepots. Ein Wert über 80 cm bei Frauen und über 94 cm bei Männern birgt bereits ein erhöhtes

>>

Risiko. Bei Werten über 88 cm bei Frauen und über 102 cm bei Männern ist das Risiko für Folgeerkrankungen deutlich erhöht.[328]

Mangelzustände selbst erkennen

Falls Sie eines oder mehrere der nachfolgend aufgeführten Symptome bei sich feststellen, sollten Sie bald mit dem Therapeuten Ihres Vertrauens darüber sprechen. Dieser wird dann mit Ihnen gemeinsam nach den Ursachen für die Symptome suchen (seien sie ernährungsbedingt oder durch andere Auslöser verursacht) und gegebenenfalls Blutuntersuchungen oder technische Untersuchungen durchführen, um dann die Störungen gezielt behandeln zu können.

Symptom	Trifft auf mich zu
Allergie	
Antriebslosigkeit	
Appetitlosigkeit	
Atemwegsprobleme	
Augen- bzw. Sehstörungen	
Blutarmut (Anämie)	
Blutbildveränderungen	
Blutgerinnung erhöht	
Blutgerinnung vermindert und Blutungsrisiko erhöht	
Diabetes oder Zuckerstoffwechselstörung	

>>

Symptom	Trifft auf mich zu
Durchfall	
Erbrechen	
Erschöpfung	
Fortpflanzungsstörungen (Fertilitäts-, Reproduktionsstörungen)	
Geruchs- und Geschmacksstörung	
Gewichtsverlust	
Haarausfall	
Haut, Haare, Nägel verschlechtert	
Hautblässe	
Herz-Kreislauf-System gestört (z. B. Herzrhythmusstörungen, Herzmuskelschwäche, Blutdruckveränderungen, Durchblutungsstörungen)	
Hörstörung	
Immunstörung (z. B. Infektanfälligkeit)	
Knochen- und Gelenksprobleme	
Konzentrationsstörungen	
Kopfschmerzen	
Krebs	
Leber- oder Bauchspeicheldrüsenstörungen	
Leistungsfähigkeit vermindert	
Magen-Darm-Probleme (z. B. Schmerzen, Verstopfung)	
Müdigkeit	
Mundschleimhautentzündung	
Muskuläre Störungen	
Nervosität	

\>\>

>>

Symptom	Trifft auf mich zu
Nervenstörungen (z. B. Taubheitsgefühl, Kribbeln, Ameisenlaufen, Nervenschmerzen)	
Osteoporose	
Psychische Störungen (z. B. Depression, Ängste)	
Rachitis (Knochendeformitäten)	
Reizbarkeit, Aggressivität	
Schilddrüsenunterfunktion (Hypothyreose)	
Schlaflosigkeit	
Schleimhautprobleme (z. B. Atrophie, Geschwüre)	
Schwangerschaftsstörungen (z. B. Schäden beim Kind, Frühgeburt)	
Schwindel	
Schilddrüsenvergrößerung (Kropf, Struma)	
Vergesslichkeit	
Wachstumsstörungen	
Wundheilungsstörungen	
Zahnentzündungen oder Zahnausfall	
Zittern	

Aber auch für die Planung und zur
Kontrolle einer eventuell notwendigen
Therapie von Mikronährstoffmängeln
sind Laboruntersuchungen unentbehrlich.

Sinnvolle „Screeningwerte" zum Ausschluss allgemeiner gesundheitlicher Störungen sind zunächst die bekannten Laborparameter Blut-
senkungsgeschwindigkeit, kleines Blutbild, die Elektrolyte Natrium,
Kalium und Kalzium, C-reaktives Protein, Gesamteiweiß, Blutzucker,
Harnsäure, Fettstoffwechselparameter, Schilddrüsenwerte, Leber-
werte und Nierenwerte.

Wenn die Basisverfahren auf eine schlechte Versorgung mit einzelnen Nährstoffen hinweisen, wird der Therapeut zusätzlich auf
Laboruntersuchungen, in der Regel in Form von Blutanalysen, zurück-
greifen. Sie dienen dem sicheren Ausschluss oder exakten Nachweis
von Mangelerscheinungen.

Aber auch für die Planung und zur Kontrolle einer eventuell notwendigen Therapie von Mikronährstoffmängeln sind Laboruntersuchungen unentbehrlich. Die Normalwerte der wichtigsten kritischen Mikronährstoffe finden Sie in der Tabelle auf Seite 162.

Normalwerte kritischer Mikronährstoffe

Stoff	Normalwerte Frau	Normalwerte Mann
Vitamin B_{12} (Serum)	200–950 pg/ml 148–701 pmol/l	200–950 pg/ml 148–701 pmol/l
Vitamin B_2 (Vollblut)	80–200 µg/l	80–200 µg/l
N-Methylnicotinamid (Vitamin B_3 im Urin)	1,6–4,3 mg pro g Kreatinin	1,6–4,3 mg pro g Kreatinin
Vitamin B_6 (Vollblut)	11,3–22 µg/l	11,3–22 µg/l
25-OH-Vitamin-D_3	30–60 ng/ml 75–150 nmol/l	30–60 ng/ml 75–150 nmol/l
Eisen (Vollblut)	420–460 mg/l	440–500 mg/l
Ferritin (Serum)	23–110 µg/l	35–217 µg/l
Transferrin (Serum)	200–360 mg/dl	200–360 mg/dl
Kalzium (Serum)	2,3–2,6 mmol/l	2,3–2,6 mmol/l
Selen (Serum)	74–139 µg/l	74–139 µg/l
Zink (Vollblut)	4,0–7,5 mg/l	4,0–7,5 mg/l
Jod (Serum)*	40–80 µg/l	40–80 µg/l
Homocystein (Plasma)	< 9–12 µmol/l	< 9–12 µmol/l
Holotranscobalamin (Serum)	> 35–50 pmol/l	> 35–50 pmol/l
Methylmalonsäure (Serum)*	< 32 µg/l < 271 nmol/l	< 32 µg/l < 271 nmol/l
Verhältnis Omega-6- zu Omega-3-Fettsäuren (Serum) (oder Bestimmung aller freien Fettsäuren)	4–8 (Zielwert <5)	4–8 (Zielwert <5)

* Bestimmung auch im Urin möglich

Noch einige Hinweise zur Labordiagnostik von Mikronährstoffen:

- Bitte beachten Sie, dass die Werte je nach Messmethode von Labor zu Labor unterschiedlich sein und deswegen von unserer Auflistung abweichen können. Ihr Therapeut kann das aber einschätzen.

- Der Eisenspiegel allein reicht für den Nachweis eines Eisenmangels nicht aus. Deshalb empfehlen wir zumindest die zusätzliche Bestimmung von Ferritin (Marker für die Eisen-Speicher) und eventuell von Transferrin (Marker für den Eisen-Transport).

- Die Bestimmung des Vitamin-B_{12}-Spiegels allein gibt keine verlässlichen Hinweise auf ein beginnendes B_{12}-Defizit, weil nur maximal 30 % des Vitamins in der Blutbahn in verfügbarer Form vorliegt und trotz normalen Spiegeln (und fehlenden Symptomen) bereits eine Entleerung der Vitamin-B_{12}-Speicher und ein zellulärer Vitaminmangel vorliegen können. Deshalb empfiehlt sich zumindest bei Serumspiegeln unter 400 pmol auch die Bestimmung von Holotranscobalamin als Frühmarker und von Methylmalonsäure als Spätmarker eines Vitamin-B_{12}-Mangels. Die Interpretation dieser Marker ist auch von der Nierenfunktion abhängig und erfordert ausreichend Erfahrung in der Labormedizin.[329–330]

- In einer erweiterten Labordiagnostik kann zusätzlich Homocystein als Marker für eine Unterversorgung mit B_{12}, B_6 und Folsäure bestimmt werden. Auch die weiteren auf Seite 148 ff. genannten „kritischen Mikronährstoffe" können in einer erweiterten Diagnostik untersucht werden.

- In Sonderfällen ist die Messung des Verhältnisses von Omega-6- zu Omega-3-Fettsäuren und die Bestimmung der mehrfach ungesättigten Fettsäuren eine Möglichkeit, Auskunft über den Status der Versorgung mit Omega-3-Fettsäuren zu erhalten. Bei der

Bestimmung aller freien Fettsäuren werden die mehrfach ungesättigten Fettsäuren, die einfach ungesättigten Fettsäuren, die
gesättigten Fettsäuren und die Transfettsäuren gemessen.

○ Bei Jod empfiehlt sich neben Laboranalysen stets auch eine genau-
ere Jodanamnese, um die Jodzufuhr über Nahrungsmittel und den
zu ergänzenden Jodbedarf besser einschätzen zu können.[331]

Bei speziellem Interesse an Daten über die individuelle Stoffwechsel-
situation und über eventuell bereits vorhandene Störungen können
natürlich noch weitere Parameter untersucht werden. Hierzu zählen
zum Beispiel Tests über den Zustand des Antioxidanzienstatus oder die
Radikalenbelastung, über den Zustand des Entgiftungssystems, des
Immunsystems und des Entzündungssystems, sowie über den Säu-
re-Basen-Haushalt und den Energiestoffwechsel. Details einer sinnvol-
len Testauswahl sollten Sie mit Ihrem Therapeuten besprechen.

8.1 Was muss wann untersucht werden?

Wir wünschen uns sehr, dass Sie in folgenden Situationen mit dem
Therapeuten Ihres Vertrauens sprechen:

○ vor einer Veränderung Ihrer Ernährungsgewohnheiten,
○ nach einer Ernährungsumstellung bei jeder Veränderung Ihres
Befindens und beim Auftreten von Symptomen.

Bevor Sie Ihre Ernährung auf vegetarisch oder vegan umstellen, sollte
Ihr Therapeut in jedem Falle eine Ernährungs- und Lebensstilanamnese
sowie Messungen von Größe, Gewicht, BMI und WHR durchführen.
Diese Basisverfahren erlauben eine gute Kontrolle der bestehenden
Verhältnisse und ermöglichen Empfehlungen für eine Optimierung der
Ernährungsgewohnheiten oder des Lebensstils.

Der Fragebogen „Mangelzustände selbst erkennen" (Seite 158 ff.) sollte ebenfalls bereits vor einer Ernährungsumstellung zum Einsatz kommen. Wenn sich in der Anamnese oder dem Fragebogen Hinweise auf eine Unterversorgung mit kritischen Mikronährstoffen ergeben, sollten entsprechende Labortests durchgeführt werden. Generell würden wir empfehlen, den Vitamin-D-Spiegel zu überprüfen, weil Versorgungsmängel in der Bevölkerung weit verbreitet sind. Ebenso ist es sinnvoll, Ausgangswerte für Vitamin B_{12} und Eisen beziehungsweise Ferritin zu bestimmen.

Die Basisuntersuchungen sollten etwa vier Wochen nach der Umstellung zur Kontrolle sowie bei jeder Änderung der Ernährungsgewohnheiten und des Gewichts wiederholt werden. Der Fragebogen kann bei jedem Auftreten von ungewöhnlichen Symptomen, die im Zusammenhang mit einem Nährstoffmangel stehen könnten, eingesetzt werden.

Wurde anfangs ein Mangel an Nährstoffen nachgewiesen, muss er hoch dosiert und ausreichend lange – mindestens bis zum Erreichen mittlerer Normalwerte – therapiert werden. Während dieser Zeit müssen anfangs etwa alle drei bis vier Wochen die Blutspiegel der betroffenen Stoffe gemessen werden, um die Fortschritte der Behandlung zu überprüfen und Überdosierungen auszuschließen. Auch nach Beseitigung von Mängeln sollten die kritischen Mikronährstoffe zunächst mindestens halbjährlich bei Fortführung einer risikobehafteten Ernährungsform kontrolliert werden.

Bei Vitamin D kann wegen der jahreszeitlichen Schwankungen eine Messung im Herbst und Frühjahr sinnvoll sein.

Wenn die Laborwerte unter gleichen Lebensbedingungen und bei gleichbleibender vegetarischer und veganer Ernährung mit entsprechenden Nahrungsergänzungen normal sind, genügen jährliche Kontrollen. In Sondersituationen, wie in der Schwangerschaft oder im Sport, sind Laboruntersuchungen in der Regel häufiger nötig.

8.2 Unverzichtbar: Diagnostik im Kindesalter

Lassen Sie in jedem Fall alle vorgesehenen kinderärztlichen Vorsorgeuntersuchungen im Säuglings-, Kindes- und Jugendalter durchführen! Die regelmäßige Bestimmung von Länge, Gewicht und der sogenannte Perzentilenverlauf – er ermöglicht die Beurteilung der kindlichen Entwicklung – sind zwingend notwendig, um rechtzeitig Wachstums- und Gedeihstörungen zu erkennen. Nur dadurch kann Ihr Kind vor bleibenden gesundheitlichen Schäden bewahrt werden!

Viele Eltern mit alternativen Ernährungsüberzeugungen haben Angst, bei Ärzten auf Unverständnis oder Ablehnung zu stoßen. Sie meiden deshalb womöglich diese Untersuchungen. Anstatt Eltern zu verurteilen, sollten Ärzte einfühlsam, geduldig und kompetent beraten. So gelingt es am ehesten, die Ernährung des Kindes zu optimieren.

Wenn sich eine Frau während der Schwangerschaft und Stillzeit vegetarisch und besonders wenn sie sich vegan ernährt und auch wenn ein Säugling oder Kleinkind vegetarisch oder vegan ernährt wird, sollten die folgenden Laboruntersuchungen beim Kind im späten Säuglingsalter und im Kleinkindalter bis zum Alter von 3 Jahren durchgeführt werden:[332]

- Blutbild
- Ferritin (zur Einschätzung der Eisenversorgung)
- bei vegetarischer Ernährung zur Abklärung des **Vitamin-B$_{12}$-Status:** Vitamin B$_{12}$ im Serum, bei Werten unter 400 pmol/l zusätzliche Bestimmung von Holotranscobalamin im Serum und Methylmalonsäure im Urin

Lassen Sie in jedem Fall alle
vorgesehenen kinderärztlichen
Vorsorgeuntersuchungen im
Säuglings-, Kindes- und
Jugendalter durchführen!

- bei langjähriger veganer Ernährung oder starkem Verdacht auf Vitamin-B_{12}-Unterversorgung: Holotranscobalamin im Serum und Methylmalonsäure im Urin

Je nach Ergebnis der ärztlichen Untersuchung (z. B. Hinweise auf Gedeihstörung) und den Bedingungen der Ernährungsweise sollten zusätzlich erwogen werden:

- Zink
- Kalzium, alkalische Phosphatase
- 25-OH-Vitamin-D_3
- TSH, Jodausscheidung im Urin
- Gesamteiweiß/Albumin

Selbstverständlich sollten auch bei größeren Kindern genau wie bei Erwachsenen gezielt Laboruntersuchungen je nach ärztlicher Einschätzung erfolgen. Folgen Sie dabei bitte dem ärztlichen Rat.

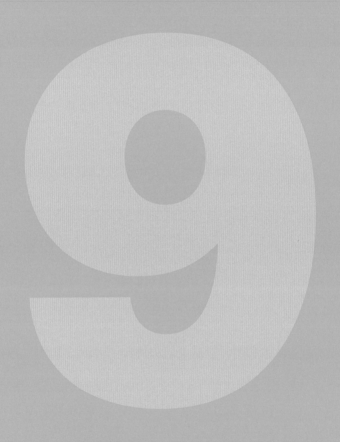

Kapitel

Vegetarische und vegane Ernährung
optimal zusammenstellen

9 VEGETARISCHE UND VEGANE ERNÄHRUNG OPTIMAL ZUSAMMENSTELLEN

Gesundheitliche, ökologische und ethische Anforderungen werden durch eine pflanzlich orientierte, vollwertige, regionale, saisonale und nachhaltig produzierte Ernährung am besten erfüllt. Gleichzeitig muss Ihnen aber diese Kost gut schmecken, denn nur dann bleiben Sie auf Dauer dabei! Das ist angesichts der großen Vielzahl pflanzlicher Nahrungsmittel und eines immer größer werdenden Angebots an ausgezeichneten Rezeptideen auch gar nicht schwer.

Die Versorgung mit allen lebensnotwendigen Nahrungsbestandteilen und eine Prävention von Nährstoffmängeln ist mit einer optimierten vegetarischen oder veganen Ernährung gut möglich. In diesem Sinne ist sie auch „vollwertig" – ein Wort, das in aller Munde ist, aber durchaus unterschiedlich benutzt wird.

Die Deutsche Gesellschaft für Ernährung definiert den Begriff „vollwertig" so: *„Eine vollwertige Ernährung ist die Basis für bedarfsgerechtes, gesundheitsförderndes Essen und Trinken. Sie kann dazu beitragen, Wachstum, Entwicklung und Leistungsfähigkeit sowie die Gesundheit des Menschen ein Leben lang zu fördern bzw. zu erhalten. (...) Auf Nährstoffebene ist vollwertiges Essen und Trinken charakterisiert durch ausreichend Flüssigkeit und eine dem Bedarf entsprechende Energiezufuhr. Die energieliefernden Nährstoffe stehen dabei in einem ausgewogenen Verhältnis. Eine vollwertige Ernährung liefert außerdem Vitamine, Mineralstoffe, Ballaststoffe und sekundäre Pflanzenstoffe in ausreichender Menge."*[333]

9.1 Orientierung durch die Ernährungspyramide

Eine optimale pflanzlich orientierte Ernährung sollte möglichst viele unterschiedliche, natürliche und im besten Fall regionale Lebensmittel mit einem hohen Gehalt an Makronährstoffen und vor allem an essenziellen Mikronährstoffen enthalten. Zu diesen Lebensmitteln zählen frisches Obst, Früchte, Gemüse, Salate, Hülsenfrüchte, Nüsse, Samen, gesunde Öle, Kräuter, Gewürze und grüner Tee. Bei Nicht-Veganern kommen Milchprodukte und Eier hinzu.

Die richtige Art und Menge der Lebensmittel ist Voraussetzung für eine gute, gesunde Nährstoffversorgung. Dabei hat sich das Modell der Ernährungspyramide bewährt. Sie besteht aus unterschiedlichen Ernährungsbausteinen: Jeder Stufe sind eine Lebensmittelgruppe und eine unterschiedliche Anzahl von Portionen oder Mengen zugeordnet. Beispiele von Ernährungspyramiden sowohl für Mischköstler als auch für Vegetarier und Veganer[334–337] finden Sie in unserem Literaturverzeichnis im Internet unter **www.bjvvlinks.de/8039.**

Ein weiteres Beispiel für eine sinnvolle Aufteilung verschiedener Lebensmittelgruppen bei vegetarischer und veganer Ernährung stellen wir in unserer vegetarisch-veganen Ernährungspyramide unten vor.

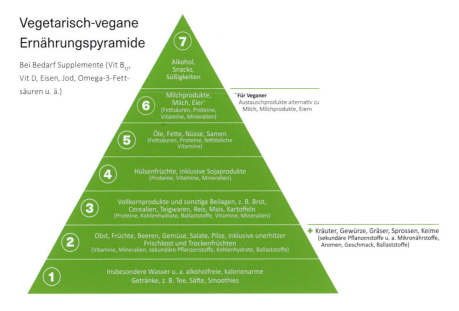

Vegetarisch-vegane Ernährungspyramide

Bei Bedarf Supplemente (Vit B$_{12}$, Vit D, Eisen, Jod, Omega-3-Fettsäuren u. ä.)

7 Alkohol, Snacks, Süßigkeiten

6 Milchprodukte, Milch, Eier* (Fettsäuren, Proteine, Vitamine, Mineralien)

* **Für Veganer** Austauschprodukte alternativ zu Milch, Milchprodukte, Eiern

5 Öle, Fette, Nüsse, Samen (Fettsäuren, Proteine, fettlösliche Vitamine)

4 Hülsenfrüchte, inklusive Sojaprodukte (Proteine, Vitamine, Mineralien)

3 Vollkornprodukte und sonstige Beilagen, z. B. Brot, Cerealien, Teigwaren, Reis, Mais, Kartoffeln (Proteine, Kohlenhydrate, Ballaststoffe, Vitamine, Mineralien)

2 Obst, Früchte, Beeren, Gemüse, Salate, Pilze, inklusive unerhitzer Frischkost und Trockenfrüchten (Vitamine, Mineralien, sekundäre Pflanzenstoffe, Kohlenhydrate, Ballaststoffe)

✚ Kräuter, Gewürze, Gräser, Sprossen, Keime (sekundäre Pflanzenstoffe u. a. Mikronährstoffe, Aromen, Geschmack, Ballaststoffe)

1 Insbesondere Wasser u. a. alkoholfreie, kalorienarme Getränke, z. B. Tee, Säfte, Smoothies

Die Basis der täglichen Ernährung besteht aus den 4 unteren Pyramidenstufen, die Sie abhängig vom persönlichen Bedarf an Kalorien und Mikronährstoffen täglich reichlich (in Stufe 4 mit gewissen Einschränkungen) zuführen können. Mit den Pyramidenstufen 5 bis 7 sollten Sie zurückhaltend umgehen. Alle Lebensmittel, die Sie nicht vertragen, sollten Sie natürlich meiden. Sie müssen aber durch andere Lebensmittel der Gruppe oder durch Supplemente ersetzt werden.

9.1.1 Getränke – Pyramidenstufe 1

Eine ausreichende Zufuhr von Flüssigkeit ist für ein gesundes Leben unentbehrlich. Wenn man sich auf diesem Weg auch noch mit gesunden Mikronährstoffen versorgen kann, ist das ein großer Zusatznutzen. Besonders Mineralwasser, grüner Tee, Kräutertees, Säfte, Saftschorle und grüne Smoothies (wenn man sie – je nach Konsistenz – zu den Getränken zählt), machen das möglich und sind ein ausgezeichneter Weg, sekundäre Pflanzenstoffe und andere wichtige Mikronährstoffe zu sich zu nehmen.

Kleinere Mengen von bis zu 400 mg Koffein (aus Kaffee oder Tee) über den Tag verteilt, scheinen für Erwachsene unbedenklich zu sein. Eine Ausnahme bilden Schwangere und Stillende: Für sie gelten nur bis zu 200 mg, was ungefähr 3 Tassen Kaffee (à 150 ml) entspricht.[338–339]

Mixen Sie Ihre Smoothies selbst

Das Prinzip grüner Smoothies ist ganz einfach: In einem Hochleistungsmixer werden grüne Blätter von Salaten, Gartenkräutern, Wildkräutern oder Gemüsen mit etwa der gleichen Menge an Obst und reichlich Wasser zu einem Mixgetränk püriert.

9.1.2 Gemüse und Obst – Pyramidenstufe 2

Diese Lebensmittel versorgen uns vor allem mit Mikronährstoffen und Ballaststoffen. Sie sollten bei ihrer Verwendung auf eine große Vielfalt von Farben und auf möglichst viele verschiedene regional und saisonal verfügbare Lebensmittel achten. Teilweise können die später im Kapitel Powerfood gelisteten Lebensmittel auch als Getränke in Form von frischen Säften oder Smoothies aufgenommen werden. Salat sollte möglichst vor der Hauptmahlzeit gegessen werden, weil er ein gutes Sättigungsgefühl vermittelt.

Kräuter, Gewürze, Gräser, Keime, Sprossen – die Pyramidenstufe 2a – ergänzen meist in kleineren Mengen die normale Kost und sind ein sinnvoller Zusatz für die Pyramidenstufe 2 (Obst und Gemüse). Sie können damit raffiniert würzen und den Geschmack Ihrer Speisen immer wieder vielfältig verändern. Vor allem sind Kräuter und Co. wichtig für unsere Gesundheit, weil sie die Versorgung mit verschiedenen sekundären Pflanzenstoffen sichern. Sie sollten diese Gruppe mehrmals täglich und in großer Vielfalt in Ihre Ernährung integrieren.

9.1.3 Vollkornprodukte und Beilagen – Pyramidenstufe 3

Diese Nahrungsmittel enthalten Proteine, Mineralstoffe und Vitamine, versorgen uns mit komplexen Kohlenhydraten und haben einen hohen Ballaststoffanteil. Sie haben einen niedrigen glykämischen Index und lassen den Blutzuckerspiegel langsamer ansteigen.

Der glykämische Index

Der glykämische Index (GI) ist eine Einheit, mit der man die Effekte von Lebensmitteln auf den Blutzuckerspiegel darstellen kann: Je niedriger der GI ist, umso weniger steigt der

>>

Blutzuckerspiegel nach Zufuhr eines Lebensmittels an. Als Referenz wird Traubenzucker verwendet, der einen GI von 100 hat. Besonders günstig sind Lebensmittel mit einem GI von unter 50 wie Erbsen, Möhren, Linsen, Äpfel oder Joghurt.

9.1.4 Hülsenfrüchte, Sojaprodukte – Pyramidenstufe 4

Diese Nahrungsmittel beliefern uns vor allem mit Eiweiß und anderen wichtigen Nährstoffen. Sie können eine Alternative zu Fleisch sein.

Allerdings sollten Sie nicht übertrieben viel von diesen Lebensmitteln zu sich nehmen, weil sie ungünstig wirkende Bestandteile enthalten (siehe Seite 72 ff.). Am Beispiel von Soja möchten wir Ihnen zeigen, wie komplex das Thema ist und warum wir immer wieder zu abwechslungsreicher Lebensmittelauswahl raten, um negative Wirkungen zu vermeiden.

Beispiel Soja: Soja ist ein hervorragender Eiweißlieferant, hat aber ein relativ hohes Allergisierungsrisiko (siehe Seite 81). Zudem enthalten rohe Sojabohnen und Sojamehl mehr als 150 mg pro 100 g pflanzliche Östrogene, sogenannte Isoflavone. In gekochten Sojabohnen liegt der Gehalt bei ca. 65 mg pro 100 g, in Sojaprodukten wie Tempeh, Miso oder Sojasprossen bei rund 35–40 mg pro 100 g.[340]

Tofu enthält laut Bundesinstitut für Risikobewertung zwischen 15–50 mg Isoflavone pro 100 g. Europäer führen über Lebensmittel durchschnittlich weniger als 2 mg Isoflavone pro Tag zu, während Menschen in Südostasien traditionell bis zu 60 mg pro Tag aufnehmen.[341–342]

Das BfR vermittelt in einer Veröffentlichung aus dem Jahre 2015, dass sich nach dem derzeitigen Wissensstand bei begrenzter Dosierung und Einnahmedauer kein Hinweis für das Auftreten unerwünschter Wirkungen auf weibliche Brustdrüsen, Gebärmutter oder

Schilddrüse durch isolierte Isoflavone aus Soja in Nahrungsergänzungsmitteln findet. Diese Präparate, die oft gegen Wechseljahresbeschwerden empfohlen werden, sollten aufgrund der derzeit unzureichenden Datenlage in und nach den Wechseljahren nicht länger als 10 Monate und in einer Dosis von nicht mehr als 100 mg Isoflavonen pro Tag eingenommen werden. Bei Frauen mit einer ehemaligen oder aktuellen östrogenabhängigen Krebserkrankung der Brustdrüse oder der Gebärmutter ist eine zusätzliche Einnahme von Isoflavonen über Präparate nicht zu empfehlen.[343]

Um eine ausreichende Sicherheitsreserve zu haben, raten wir unsererseits derzeit, dass gesunde Menschen nicht mehr als eine Portion Soja und Sojaprodukte essen sollten.

Wer ethische Kriterien bei der Auswahl seiner Nahrungsmittel ansetzt, muss außerdem berücksichtigen: Soja ist das Lebensmittel, bei dem weltweit am häufigsten gentechnische Veränderungen vorgenommen wurden.

9.1.5 Öle, Fette, Nüsse, Mandeln und Samen – Pyramidenstufe 5

Diese Lebensmittel enthalten wichtige Nährstoffe und sollten in kleineren Mengen regelmäßiger und täglicher Bestandteil einer gesunden Ernährung sein. Sie versorgen uns vor allem mit den wichtigen gesunden Fettsäuren, mit Eiweiß und mit dem fettlöslichen Vitamin E.

Da die Zufuhr von Fett beschränkt sein soll, kann die Zahl der Portionen in dieser Lebensmittelgruppe in Abhängigkeit von der Auswahl der übrigen Lebensmittel und deren Fettgehalt (Sojaprodukte, Milchprodukte und insbesondere Käse) variieren.

9.1.6 Milchprodukte und Eier – Pyramidenstufe 6

Bei diesen Nahrungsmitteln handelt es sich um Lebensmittel tierischen Ursprungs, die zahlreiche essenzielle Nährstoffe enthalten wie

Proteine, Kalzium, B-Vitamine oder nützliche Bakterien. Fermentierte Milchprodukte wie Parmesan oder Joghurt zeigen deshalb besondere positive Effekte, beispielsweise die Förderung der Darm-Gesundheit und Schutz vor Osteoporose.

Allerdings sollte die Zufuhr beschränkt werden.[344–345] Wir empfehlen deshalb aus Sicherheitsgründen allen Nichtveganern derzeit insgesamt pro Tag circa 250 bis 375 g Milchprodukte und Milch (möglichst als Vollmilch von grasgefütterten Kühen und nicht homogenisiert), wobei darin bis zu 50 g Käse (möglichst mit einem Fettgehalt von weniger als 45 % in der Trockenmasse) enthalten sein können. Butter (wegen des hohen Gehalts an gesättigten Fettsäuren) und Eier (wegen Cholesterin) sollten nur in kleineren Mengen aufgenommen werden.

Veganer verwenden diese Lebensmittel natürlich nicht. Ihre Nährstoffe können durch eine höhere Zufuhr pflanzlicher Alternativen aus Hülsenfrüchten, Soja- und Getreideprodukten, Nüssen, Reis und durch kalziumreiche Gemüse wie Grünkohl – sowie über die Einnahme von Supplementen mit den kritischen Nährstoffen ersetzt werden (siehe auch Tabelle „Pflanzlich statt tierisch" auf Seite 189 ff.).

9.1.7 Alkoholische Getränke, Süßes, Snacks – Pyramidenstufe 7

Alkohol, Süßigkeiten und andere gezuckerte Produkte (z. B. Frühstücksflocken) sowie Snacks sollten Sie möglichst wenig zu sich nehmen, gesüßte Getränke wie Limonaden und Softdrinks gänzlich meiden. In Schwangerschaft und Stillzeit ist es am sichersten, keinen Alkohol zu trinken.

Analog zu den aktuellen Angaben der WHO empfehlen wir, die Menge an „freien Zuckern" auf etwa 25 g (entsprechend ca. 6 Teelöffeln) pro Tag zu begrenzen. Als „freie Zucker" gelten Zucker wie Glucose, Fruktose oder Haushaltszucker, die Lebensmitteln oder Getränken zugesetzt werden, sowie natürliche Zucker in Honig, Fruchtsäften, Fruchtsaftkonzentraten oder Sirup.[346–347]

Wenn Sie auf Alkohol nicht ganz verzichten wollen und wenn keine Kontraindikationen bestehen (z. B. Leberschaden, Diabetes, Übergewicht), sollten Sie im Bereich „risikoarmer Konsum" für gesunde Erwachsene bleiben, der laut Bundeszentrale für gesundheitliche Aufklärung (BZgA) bei maximal 12 g Alkohol bei Frauen (entsprechend 1 „Standardglas") und 24 g Alkohol bei Männern (entsprechend 2 „Standardgläsern") am Tag liegt, mit mindestens zwei Tagen Alkoholverzicht in der Woche. Ein Standardglas enthält etwa 10 g Alkohol. Diese Menge ist ungefähr in 250 ml Bier (Alkoholgehalt 4,8 Vol.-%), in 100–125 ml Wein/Sekt (Alkoholgehalt 11 Vol.-%) oder 40 ml Spirituosen (Alkoholgehalt 33 Vol.-%) enthalten.[348]

Am besten geeignet scheint hochwertiger trockener Rotwein.

Auch ½–1 Handvoll Süßigkeiten pro Tag darf man sich gönnen, sofern nicht Übergewicht oder Diabetes dagegensprechen. Darin enthalten sein könnten z. B. 10–20 g dunkle Schokolade mit einem Zuckeranteil von weniger als 30 % (entsprechend 2–4 Stücke oder ½ Handvoll) oder weitere, möglichst zucker-, zuckeraustauschstoff- und fettarme Süßigkeiten, wie z. B. Kuchen und Kekse.

Rotwein und Schokolade enthalten übrigens beachtliche Mengen an gesundheitsdienlichen sekundären Pflanzenstoffen – und das insbesondere spricht dafür, ihnen beim Konsum von Alkohol und Süßigkeiten den Vorzug zu geben.

9.2 Die Portionen: wie viel wovon?

Wir haben bewusst auf exakt in Gramm oder Kilokalorien gemessene Vorgaben verzichtet, weil dies die Umsetzung der Ernährungsempfehlungen erleichtert und wir ohne Abwiegen auskommen. Wir verwenden einfache Orientierungswerte, die für die meisten Menschen im Alltag völlig ausreichend sind und für Portionsgrößen entweder das Maß der eigenen Hand („Handmaß"), eines Glases oder eines Esslöffels nutzen.

Der individuelle Kalorienbedarf und damit auch die Menge in Gramm hängen natürlich sehr stark von Geschlecht, Größe, Alter, körperlichen Aktivitäten und Gewicht ab. Wenn Sie aus bestimmten Gründen (z. B. Untergewicht, Übergewicht, Leistungssport) Ihren genauen Kalorienbedarf wissen müssen, lassen Sie ihn bitte von Ihrem Therapeuten errechnen.

Für Kinder eignet sich ebenfalls die Hand für die Portionsangaben – sie entspricht ungefähr der Größe der jeweiligen Kinderhand. Die Trinkmengen allerdings und die Mengen für Öle und Fette sind altersabhängig unterschiedlich.[349–351] Eltern vegetarisch oder vegan ernährter Kinder sollten sich unbedingt ärztlich beraten lassen und professionelle detaillierte Verzehrempfehlungen einholen, damit das Kind alle lebenswichtigen Stoffe für ein gesundes Wachstum bekommt (siehe Seite 90 ff.).

Unter Berücksichtigung unserer Ausführungen von Kapitel 9.1 und verschiedener Quellen[352–358] haben wir die in der folgenden Tabelle angegebenen Portions- und Verzehrempfehlungen zusammengestellt.

Portions- und Verzehrempfehlungen für Erwachsene

Pyramidenstufe		Menge pro Tag	Handmaße (1 Portion entspricht)
1	Getränke	6–8 Portionen	• ca. 1 Glas à 250 ml oder 2 Tassen à 125 ml
2	Gemüse, Salate, Obst, Pilze	5–7 Portionen (mindestens 3 Portionen Gemüse und 2 Portionen Obst)	• ca. 1 Handvoll (großstückig) • ca. 2 Handvoll (kleinstückig, zerkleinert oder geschnitten)
	Kräuter, Gewürze, Gräser, Keime, Sprossen	individuell, möglichst oft und vielfältig in Mahlzeiten einbauen	je nach Geschmack (keine Vorgaben)

Der individuelle Kalorienbedarf
und damit auch die Menge in Gramm
hängen natürlich sehr stark von
Geschlecht, Größe, Alter, körperlichen
Aktivitäten und Gewicht ab.

>>

Pyramidenstufe	Menge pro Tag	Handmaße (1 Portion entspricht)
3 Vollkornprodukte und Beilagen (Brot, Getreide, Müsli, Teigwaren, Reis, Kartoffeln, Mais)	4–5 Portionen	• ca. 1 Handvoll (Brötchen) • ca. 1 Handfläche mit ausgestreckten Fingern (Brot) • ca. 2 Handvoll (Beilagen gekocht, Müsli)
4 Hülsenfrüchte, Sojaprodukte	1–2 Portionen (davon bis zu 1 Portion Sojaprodukte)	• ca. 1 Handvoll Tofu, Tempeh (ca. 100 g) • ca. 2 Handvoll (Hülsenfrüchte gekocht)
5 Öle, Fette	3–4 Portionen	ca. 1 Esslöffel (Öle, Fette)
Nüsse, Samen	1–2 Portionen	ca. 1 Handvoll (Nüsse, Samen)
6 Milchprodukte, Milch	2–3 Portionen (davon bis zu ½ Portion aus Käse)	• ca. ½ Glas Milch (ca. 125 ml) oder Joghurt (ca. 125 g) • ½ Portion aus Käse (ca. 50–60 g) entspricht: • ca. 2 Scheiben Hartkäse oder • ca. 2 Esslöffel Quark, Frischkäse (ggf. davon ca. 1 Esslöffel Butter)
Eier	1–2 Portionen pro Woche	• 1 Stück
7 Süßigkeiten, Snacks		ca. ½–1 Handvoll
Alkohol	eingeschränkt, max. 1 Portion (mind. 2 alkoholfreie Tage pro Woche)	• 1 Standardglas (Frauen) • 2 Standardgläser (Männer) • 1 Standardglas entspricht: • 250 ml Bier (4,8 Vol.-%) oder • 100–125 ml Wein/Sekt (11 Vol.-%) oder • 40 ml Spirituosen (33 Vol.-%)

Wochen- statt tagesgenau

Die Portionsgrößen werden sicherlich im Alltag einmal etwas größer und einmal etwas kleiner ausfallen. Das spielt aber keine große Rolle. Es ist auch nicht notwendig, die Zahl der in den einzelnen Pyramidenstufen angegebenen Portionen jeden Tag exakt einzuhalten. Sie sollten lediglich darauf achten, dass diese Mengen im Laufe einer Woche in Ihrem persönlichen Wochenplan ungefähr erreicht werden. Unser Portionsrechner kann Sie dabei unterstützen.

9.2.1 Der Portionsrechner – einfache Umsetzung der Ernährungsbausteine

Wir haben für Sie einen Portionsrechner entwickelt, der Ihnen als Vorlage auf der Klappenbroschüre des Buches und zum Downloaden im Internet zur Verfügung steht. In diesem Formular sind die Lebensmittelgruppen gemäß unserer Ernährungspyramide geordnet. Mithilfe des Rechners können Sie sich auf einfache Art und Weise einen Überblick verschaffen, ob Sie die Bausteine der Pyramide im Verlauf einer Woche in den empfohlenen Portionen oder Mengen gegessen haben. Der Rechner lässt sich ruckzuck ausfüllen und ist besonders nützlich, wenn eine langfristige Planung im Voraus nicht möglich ist. Den Portionsrechner können Sie immer wieder benutzen, um Ihr Ernährungsverhalten zu kontrollieren und anzupassen.

Der Portionsrechner dient übrigens dem Therapeuten auch als einfaches, aber sehr aussagekräftiges Diagnostikinstrument. Er kann dem Ratsuchenden das Formular in der Sprechstunde übergeben, dieser füllt ihn eine Woche lang konsequent aus und bringt ihn dann wieder zurück. So kann sich der Therapeut einen guten Überblick verschaffen, ob der Klient oder Patient seine Empfehlungen zur gesunden Ernährung eingehalten hat. Außerdem kann auf dieser Grundlage eine konkrete Beratung zur Verbesserung der Situation und gegebenenfalls eine vertiefende Diagnostik folgen.

Als Klient oder Patient, der dieses Buch liest, nehmen Sie Ihre Liste mit zu Ihrem Therapeuten: Er wird diese Informationen bei der Diagnostik berücksichtigen.

9.3 Wie kann man Abwechslung beim Essen fördern?

Das Nahrungsangebot hierzulande reicht von heimischen bis zu importierten Lebensmitteln, sodass viele Obst- und Gemüsesorten meist ganzjährig verfügbar sind. Deswegen sollte es grundsätzlich nicht schwer sein, sich abwechslungsreich zu ernähren. Allerdings möchten wir zunächst begründen, weshalb wir diese beinahe grenzenlose Verfügbarkeit kritisch sehen und ganz klar die regionale und saisonale Kost favorisieren. Anschließend werden wir zeigen, dass man auch mit pflanzlich orientierter heimischer Kost eine große Vielfalt und Abwechslung beim Essen erreichen kann.

Regionale und saisonale Kost hat zahlreiche ökologische, gesundheitliche und ethische Vorteile, von denen wir nur wenige hervorheben möchten. Unter anderem herrscht in punkto Anbau und Verarbeitung bei uns meist eine bessere Kontrolle und eine größere Transparenz.

Auch das Risiko für den Einsatz sogenannter GMO-Produkte – also gentechnisch manipulierter Organismen – ist reduziert. GMO werden von Großkonzernen vor allem bei der Produktion von Soja, aber unter anderem auch bei Mais und Raps eingesetzt, um diese Produkte resistent gegen Mittel zur Unkrautbekämpfung (Herbizide) zu machen. Solche GMO sind in sehr vielen verarbeiteten Lebensmitteln einschließlich Babynahrung enthalten und meist nicht gekennzeichnet.

Erschwerend kommt hinzu, dass diese Lebensmittel vor allem in Südamerika immer häufiger in großflächigen Monokulturen angebaut werden. Dabei kommen riesige Mengen an Spritzgiften zum Einsatz, die den Landarbeitern und Anwohnern große Schäden zufügen, unter anderem in Form von Unfruchtbarkeit, Ekzemen, Atemwegs- und Schilddrüsenerkrankungen, Krebs, Behinderungen bei den Kindern bis hin zu Todesfällen.

Man muss sich also bei der Verwendung und Empfehlung von Soja oder Ähnlichem auch stets überlegen, ob man nicht indirekt die Agrarindustrie und deren Werbeaktivitäten unterstützt – auch wenn man selbst auf gentechnikfreie Sorten zurückgreift.

Durch Vermeidung langer Transportwege, vor allem per Schiff und Flugzeug, werden Umwelt und Klima geschont. Für lange Wege muss außerdem oft unreif geerntet werden, was zu einem geringeren Gehalt an Nährstoffen führt. Dagegen versorgen uns kurze Wege mit ausgereiften Lebensmitteln, die ihre vollen Vitalstoffe enthalten.

Der Kauf regionaler Produkte unterstützt die heimische Wirtschaft und Landwirtschaft und schafft mehr Transparenz für den Verbraucher hinsichtlich Herkunft und Qualität. Regionale Produkte können uns zudem alles liefern, was wir benötigen.

Lebensmittel, die zu bestimmten Jahreszeiten nicht in unseren Regionen wachsen, über weite Wege das ganze Jahr über zu importieren, ist ebenso umwelt- und klimaschädlich wie unnötig. Das gilt gleichermaßen für den Import von exotischen Nahrungsmitteln und für sogenannte „Superfoods". Mit diesem Begriff will uns die Industrie vermitteln, dass ein oder wenige Lebensmittel alles liefern können, was wir brauchen. Wir sind aber der Überzeugung, dass nur eine gute Mischung vieler – vor allem regionaler und frischer – Lebensmittel uns mit allem versorgen kann, was wir benötigen. Daher warnen wir vor einem inflationären und teilweise irreführend verwendeten Gebrauch des Begriffs „Superfood".

Vorsicht Superfood!

In vielen Büchern und Artikeln über vegane Ernährung wird begeistert über sogenannte „Superfoods" berichtet – und ihre Listen werden immer länger und immer exotischer. Es soll sich dabei um Alleskönner unter den Lebensmitteln handeln. Sie sollen besonders viele, nützliche Inhaltsstoffe haben und nahezu alle medizinischen Probleme lösen, die bei einschränkenden Ernährungsformen entstehen können. Dadurch können sie aber ein trügerisches und nicht gerechtfertigtes Gefühl von Sicherheit erzeugen. Leider kann aber kein einzelnes „Superfood" alle Nährstoffe liefern, die wir benötigen!

9.3.1 Heimisches Powerfood statt exotisches Superfood

In Abgrenzung zu diesen Superfoods möchten wir einige pflanzliche Lebensmittel vorstellen, die sich als Grundlage für einen abwechslungsreichen, ausgewogenen Ernährungsplan bestens eignen und die wegen der hohen Wertigkeit von regionalen Produkten aus wohnortnahen oder zumindest europäischen Quellen kommen. Durch die große Vielfalt und die unterschiedlichen Reifezeiten (siehe Übersicht auf Seite 194 ff.) ergibt sich im Laufe des Jahres zusätzliche Abwechslung.

Wir nennen diese Lebensmittel „Powerfood" und haben sie auch in Bezug auf einen hohen Gehalt an kritischen Nährstoffen und auf ihren gesundheitlichen Nutzen hin ausgewählt.

Zur vereinfachten Nutzung haben wir sie in Gruppen aufgeteilt und sie in den Übersichten den einzelnen Stufen der Ernährungspyramide zugeordnet. Da viele ursprünglich exotische, aber wertvolle Obst- und Gemüsesorten wie Zitrusfrüchte, Kiwi oder Avocado inzwischen auch im Süden Europas wachsen können, haben wir sie aufgenommen.

Überseeische Lebensmittel finden Sie in unserer Tabelle nur, wenn diese eine wertvolle Ergänzung unserer Kost darstellen. Deshalb stehen Gewürze wie Ingwer und Kurkuma wegen ihrer gesundheitsfördernden Wirkungen auf unserer Liste, obwohl sie nicht aus Europa sind. In der Spalte „aus Übersee" finden Sie Beispiele für Lebensmittel aus Übersee, die als Reservelebensmittel dienen könnten.

Unsere Powerfood-Listen erheben natürlich keinen Anspruch auf Vollständigkeit, sie sollen lediglich die Vielfalt heimischer pflanzlicher Lebensmittel zeigen. Für eine optimierte Umsetzung pflanzlich orientierter Ernährungsformen ist im Alltag eine Mischung möglichst vieler verschiedener Lebensmittel notwendig. Wir haben deshalb die Lebensmittel wegen der besseren Übersicht auf der Basis unserer Ernährungspyramide in mehrere Gruppen aufgeteilt.

Powerfood-Gruppen mit typischen Beispielen

Obst, Früchte und Beeren (Pyramiden-Stufe 2)		
Obst und Früchte	**Beeren**	**Aus Übersee**
Äpfel	Aronia (Apfelbeere)	Banane
Aprikosen	Blaubeeren	Datteln
Birnen	Brombeeren	
Esskastanien**	Erdbeeren	
Granatapfel*	Himbeeren	
Grapefruit*	Holunderbeeren	
Hagebutten	Johannisbeeren	
Kirsche	Preiselbeeren	
Kiwi*	Stachelbeeren	
Melone		
Mirabellen		
Orangen*		
Pfirsiche		
Pflaumen		
Quitten		
Rhabarber		
Sanddorn		
Weintrauben		
Zitronen*		
Zwetschgen		

** Esskastanien sind botanisch gesehen Nüsse

* soweit aus Europa

>>

Für eine optimierte
Umsetzung pflanzlich orientierter
Ernährungsformen ist im Alltag
eine Mischung möglichst vieler
verschiedener Lebensmittel notwendig.

>>

Gemüse, Wurzel- und Knollengemüse, Kohl, Salate, Pilze (Pyramiden-Stufe 2)

Gemüse	Kohl, Salate, Pilze
Artischocken	Blumenkohl
Auberginen	Brokkoli
Avocados*	Grünkohl
Fenchel	Rosenkohl
Gurken	Rotkohl
Karotten	Weißkohl (auch Sauerkraut)
Kohlrabi	Wirsing
Kürbis	
Mairüben	
Mangold	Chicorée
Meerrettich	Chinakohl
Oliven	Endivien
Paprika	Eisbergsalat
Pastinake	Feldsalat
Petersilienwurzel	Kopfsalat
Radieschen	Radicchio
Rettich	Rucola
Rote Beete	
Schwarzwurzel	
Sellerie	
Spargel	Austernpilze
Spinat	Champignons
Steckrüben	Steinpilze
Tomaten	Pfifferlinge
Topinambur	u. a. einheimische Pilze
Zucchini	

* soweit aus Europa

>>

Kräuter, Gewürze, Gräser, Sprossen, Keime (Pyramidenstufe 2a)

(Wild-)Kräuter	Gewürze	Gräser, Sprossen, Keime
Ackersenf	Basilikum	Gerstengras
Bärlauch	Chili	Weizengras
Brennnessel	Dill	
Brunnenkresse	Essig	**Sprossen bzw. Keime z. B. von:**
Frauenmantel	Ingwer	
Gänseblümchen	Knoblauch	Gartenkresse
Gänsefingerkraut	Kurkuma	Getreide (Weizen, Roggen,
Gartenkresse	Lauch	Hafer u. a.)
Giersch	Majoran	Hopfen
Gundermann	Nelken	Hülsenfrüchte
Knoblauchsrauke	Oregano	Kohlgewächse
Löwenzahn	Peperoncini	Leinsamen
Pfefferminze	Petersilie	Pseudogetreide
Portulak	Pfeffer	Rotklee
Rotklee	Rosmarin	Senf
Sauerampfer	Salbei	Soja
Schafgarbe	Senf	
Schnittlauch	Thymian	
Taubnessel	Zimt (Ceylon-Zimt)	
Veilchen	Zwiebel	
Vogelmiere		
Wegerich-Arten		
Weidenröschen		
Wiesenkerbel		
Wiesenschaumkraut		

Vollkornprodukte und sonstige Beilagen (Pyramiden-Stufe 3)

Vollkornprodukte	Sonstige Beilagen
Brot, Brötchen, Kuchen, Müsli, Nudeln u. a. Teigwaren aus z. B. Roggen, Weizen, Hafer, Dinkel, Emmer Bei Unverträglichkeiten z. B. aus Amaranth, Buchweizen, Hirse, Kastanien	Kartoffeln (besonders Pellkartoffeln) Mais Süßkartoffel Natur- oder Vollkornreis*

*möglichst aus Europa (z. B. Italien)

Hülsenfrüchte inkl. Sojaprodukte (Pyramiden-Stufe 4)

Hülsenfrüchte	Soja und Sojaprodukte
Bohnen Erbsen Kichererbsen Linsen Lupinen	Verarbeitetes Soja, z. B. Tempeh Tofu

Öle, Fette, Nüsse, Samen (Pyramiden-Stufe 5)

Öle und Fette	Nüsse, Samen und Ähnliches	Aus Übersee
Borretschöl Distelöl Hanföl Kürbiskernöl Leindotteröl Lein(samen)öl Nachtkerzenöl Olivenöl Rapsöl Sonnenblumenöl Walnussöl Weizenkeimöl	Esskastanien Haselnüsse Walnüsse Hanfsamen Kürbiskerne Leinsamen Sesamsamen Bitterschokolade Mandeln* Mohn Nussmus Pinienkerne Pistazien* Sonnenblumenkerne	Erdnüsse** Kokosöl

* Mandeln und Pistazien: Die Mandel ist keine Nuss, sondern der Kern einer Steinfrucht aus der Familie der Rosengewächse. Die Pistazie ist ebenfalls eine Steinfrucht.
** Erdnuss: Die Erdnuss ist keine Nuss, sondern eine Hülsenfrucht. Erdnüsse können roh, geröstet oder gekocht verzehrt werden. Rösten und Kochen erhöhen die Bekömmlichkeit und die Haltbarkeit. Erdnüsse können von Schimmelpilzen befallen werden und bergen ein relativ hohes Allergierisiko mit einem Anteil von ca. 1 % an der Gesamtbevölkerung (siehe Seite 81 f.).

>>

Milchprodukte (Pyramiden-Stufe 6)
Milchprodukte und Eier
Käsesorten wie: Bergkäse Blauschimmelkäse Brie Emmentaler Frischkäse Parmesan Pecorino Joghurt Kefir Butter

9.3.2 Tierische Lebensmittel durch pflanzliche Alternativen austauschen

Es stehen uns heute vielfältige Möglichkeiten zur Verfügung, mit denen wir problemlos tierische Nahrungsmittel wie Fleisch und Fleischprodukte, Milch und Milchprodukte, Eier oder Honig sowie Binde- und Geliermittel mit tierischem Ursprung durch geeignete Alternativen ersetzen können. Allerdings stellen diese häufig nur geschmackliche Alternativen dar, welche die Konsistenz und das Aroma von Fleisch, Wurst, Käse, Joghurt oder Eiern imitieren sollen. Sie sind aber kein vollwertiger Ersatz, da sie nicht alle im „Original" enthaltenen Risiko-Nährstoffe ausgleichen können.

Zudem ist zu berücksichtigen, dass vermehrt die Großindustrie in diesen Markt einsteigt. Dadurch werden viele dieser Alternativen mit unnötigen Zusatzstoffen belastet und ähneln sehr stark der „westlichen Zivilisationskost", die wir ja eigentlich vermeiden wollen. Vermutlich wird dies sogar dazu beitragen, dass langfristig ein nachhaltiger Anbau dieser Alternativen zurückgeht. Außerdem treten auch gegenüber den alternativen pflanzlichen Lebensmitteln immer öfter

Unverträglichkeiten und Allergien auf, die bei der Auswahl von Lebensmitteln berücksichtigt werden müssen.

Wir stellen Ihnen im Folgenden unter Bezugnahme auf vertrauenswürdige Quellen tabellarisch einige Beispiele für solche alternativen Produkte vor.[359–360] Am sinnvollsten ist es natürlich, wenn Sie die Alternativen möglichst selbst herstellen und dafür qualitativ hochwertige Grundstoffe verwenden. Für die praktische Nutzung der Alternativen finden sich in Reformhäusern und Biomärkten, im Internet sowie in vegetarischen Koch- und Backbüchern zahlreiche Tipps.

Pflanzlich statt tierisch

Lebensmittel	Austausch durch	Bemerkungen
Milch (Handelsbezeichnung für Austauschprodukt ist „Drink")	Sojamilch	für Kaffee und Cappuccino, zum Kochen und Backen, für Pudding und Griesbrei
	Reismilch	allergenarm, zum Kochen und Backen
	Hafermilch	zum Kochen und Backen, für Kaffee
	Hanfmilch	enthält viel Omega-3-Fettsäuren, zum Kochen und Backen, für Kaffee
	Dinkelmilch	süß, z. B. für Süßspeisen, für Kaffee
	Mandelmilch („latte di mandorla")	nussig, z. B. für Süßspeisen, für Kaffee und Cappuccino
	Nussmilch (z. B. Haselnuss)	nussig, z. B. für Süßspeisen, für Kaffee
Buttermilch	pflanzliche Buttermilch (z. B. durch Mischen von Mandelmilch mit Apfelessig)	zum Trinken
Joghurt	pflanzlicher Joghurt (z. B. aus Soja, Reis, Mandeln)	z. B. für Zaziki

>>

Lebensmittel	Austausch durch	Bemerkungen
Quark	pflanzlicher Quark (z. B. aus Seidentofu, Mandeln)	z. B. als Aufstrich
Süße Sahne (Handelsbezeichnung für Austauschprodukt ist „Cuisine")	Sojasahne	zum Kochen und Backen, für Kaffee, kann geschlagen werden
	Hafersahne	zum Kochen und Backen, für Kaffee
	Dinkelsahne	zum Kochen und Backen, für Kaffee
	Reissahne	zum Kochen und Backen, für Kaffee
	Nussmus	zum Kochen und Backen
Saure Sahne	pflanzliche saure Sahne (z. B. aus Tofu oder Nüssen)	zum Kochen und Backen
Crème fraîche	pflanzlicher Schmand (z. B. aus Sojamilch)	zum Kochen und Backen
Mayonnaise	pflanzliche Mayonnaise	z. B. als Aufstrich
Butter	ungehärtete Pflanzenmargarine	z. B. als Aufstrich
	Pflanzenöle	z. B. für Teig
Pudding	pflanzlicher Pudding (z. B. aus Soja- oder Mandelmilch)	z. B. als Dessert
Eiscreme	pflanzliche Eiscreme (z. B. aus Soja, Lupinen, Mandeln)	zum Naschen
Käse	pflanzlicher Hartkäse	z. B. als Brotbelag, für Nudeln, Spätzle, Raclette oder Pizza
	pflanzlicher Frischkäse	z. B. als Brotbelag oder für Soßen

Lebensmittel	Austausch durch	Bemerkungen
Eier	Ei-Ersatzpulver (aus Maisstärke und Lupinenmehl)	z. B. für Gebäck und Bratlinge
	Stärkemehl oder Sojamehl	z. B. für Kuchen und Gebäck
	reife Bananen	z. B. für Kuchen
	Apfelmus	z. B. für feuchte Teige und Muffins
	Leinsamen, Leinsamen-schrot (in Wasser angerührt)	z. B. für Vollkorngebäck, Brote
	Seidentofu	Für süße und herzhafte Speisen
	Tomatenmark	z. B. für pflanzliche Burger oder Brotaufstrich
Honig	Apfel- oder Birnendicksaft	z. B. zum Süßen oder als Brotaufstrich
	Reissirup	z. B. zum Süßen oder als Brotaufstrich
	Löwenzahnhonig	z. B. zum Süßen oder als Brotaufstrich
Binde- und Geliermittel	Agar-Agar (aus Meeresalgen)	Geliermittel, z. B. für Nachspeisen, Cremes, Tortenguss, Gelee und Konfitüre
	Pektin (z. B. aus Apfel und Zitrone)	Geliermittel, z. B. für Marmelade, Gelee, Speiseeis oder Tortenguss
	Johannisbrotkernmehl	Bindemittel, z. B. für Süßspeisen, Speiseeis, Dressing, Soßen und Suppen
	Guarkern- und Leinmehl	Bindemittel
	Flohsamenschalen	Bindemittel
	Kartoffelmehl	Bindemittel
	Maisstärke	Bindemittel, z. B. für Soßen, Suppen, Pudding und Cremes
	Sago	Bindemittel, z. B. für Pudding, Grütze, Kaltschalen, Suppen und Brühen
	Kichererbsenmehl	Bindemittel, z. B. für Soßen und Suppen

>>

Lebensmittel	Austausch durch	Bemerkungen
Fleisch und Wurst	Sojagranulat	z. B. für Burger, Hacksteak, Hackbällchen, Sauce Bolognese und Chili sin carne
	Tofu (aus Soja, z. B. Räuchertofu)	statt Fleisch
	Seitan (aus Weizeneiweiß)	bissfest, z. B. für Schnitzel, Bratwurst oder Aufschnitt
	Tempeh (aus fermentiertem Soja)	statt Fleisch
	Lupinenprodukte	z. B. für Schnitzel, Würstchen, Gyros
	Grünkern (aus Dinkel)	als Hackfleischersatz z. B. für Frikadellen, Bratlinge,
	Haferflocken	z. B. mit Möhren und Zucchini für Bratlinge
	Schwarze Bohnen	z. B. für Burger
	Kichererbsen	Basis für Falafel
Speckwürfel	Brotwürfel	statt Speck

Pflanzliche Milch aufschäumen

Die im Handel erhältlichen Milchalternativen eignen sich unterschiedlich gut zum Aufschäumen. Nach unserer Erfahrung ergibt beispielsweise Sojamilch einen guten Schaum.

Unser Favorit ist **selbstgemachte Mandelmilch:** Sie besteht aus weißem Mandelpüree, ergibt einen recht guten Schaum und ist im Handumdrehen zubereitet: Man mixt 1–1½ EL Mandelpüree mit 200 ml Wasser im Hochleistungsmixer, fertig! Wer möchte, kann ein Süßungsmittel dazugeben, wir mögen sie auch ungesüßt sehr gern.

Am wertvollsten und zu bevorzugen
sind dabei stets die Lebensmittel,
die in einem Umkreis von nicht
mehr als 50 bis 100 km von Ihrem
Lebensmittelpunkt entfernt geerntet
werden können, vor allem wenn
sie aus nachhaltigem Anbau stammen.

9.3.3 Saisonal essen: Was ist wann reif?

Damit Sie wissen, welche Powerfoods wann in Deutschland verfügbar sind, haben wir für Sie im Folgenden die Reifezeiten der wichtigsten regionalen pflanzlichen Lebensmittel aufgeführt. Wir möchten Ihnen damit deren Nutzung erleichtern. Am wertvollsten und zu bevorzugen sind dabei stets die Lebensmittel, die in einem Umkreis von nicht mehr als 50 bis 100 km von Ihrem Lebensmittelpunkt entfernt geerntet werden können, vor allem wenn sie aus nachhaltigem Anbau stammen: Ihr Gehalt an Nährstoffen ist am höchsten und der an Schadstoffen am geringsten.

Die Tabelle ist unterteilt in Obst, Nüsse, Gemüse, Wurzelgemüse sowie Zwiebelgewächse. Wir geben die jeweiligen Kernzeiten für die Reifung an, die sich regional je nach Sorte und Klima unterscheiden können. Dabei unterscheiden wir den Anbau im Freiland (••) und im Gewächshaus (•). Die Angabe zum Anbau in Gewächshäusern erscheint uns sinnvoll, weil Sie dadurch leicht feststellen können, ob das angebotene Lebensmittel auch außerhalb der üblichen Reifezeiten aus der Region kommen kann.

Reifezeiten pflanzlicher Lebensmittel[361–369]

Pflanze	Januar	Februar	März	April	Mai	Juni	Juli	August	September	Oktober	November	Dezember
Apfel						••	••	••	••	••	••	
Aprikosen							••	••				
Birnen								••	••	••		
Blaubeeren						••	••	••	••			
Brombeeren							••	••	••			
Erdbeeren						••	••					
Esskastanien									••	••		
Feigen							••	••	••			
Hagebutten									••	••	••	
Haselnüsse									••	••	••	
Heidelbeeren						••	••	••	••			
Himbeeren						••	••	••	••			
Holunder							••	••	••	••	••	
Johannisbeeren							••	••				
Melonen					•	•	•	•	•			
Mirabellen							••	••	••	••		
Nektarinen							••	••	••			
Pfirsiche							••	••	••			
Pflaumen							••	••				
Preiselbeeren							••	••	••	••		
Quitten										••	••	••
Rhabarber				••	••	••						
Sanddorn									••	••		
Sauerkirsche						••	••	••				
Süßkirsche						••	••	••				
Stachelbeeren						••	••	••				
Trauben								••	••	••		
Weichselkirschen						••	••	••				
Zwetschgen							••	••	••			

•• = Freiland • = Gewächshaus >>

Pflanze	Januar	Februar	März	April	Mai	Juni	Juli	August	September	Oktober	November	Dezember
Haselnuss									••	••		
Walnuss									••	••		
Artischocken							••	••	••			
Auberginen					•	•	•	•	•	•		
Blaukraut						••	••	••	••	••	••	
Blumenkohl					••	••	••	••	••	••	••	
Bohnen					•	•	••	••	••			
Brokkoli					••	••	••	••	••	••	••	
Chicorée	•	•	•	•						•	•	•
Chinakohl						••	••	••	••	••	••	
Dicke Bohnen						••	••	••				
Eisbergsalat					••	••	••	••	••	••		
Endiviensalat									••	••	•	•
Erbsen						••	••	••	••			
Feldsalat	••	••	••	••					••	••	••	••
Grünkohl	••	••	••								••	••
Gurken				•	•	••	••	••	••	•		
Kohlrabi				•	••	•	••	••	••	•	•	
Kopfsalat				•	•	••	••	••	••	•	•	
Kürbis							••	••	••	••	••	
Mangold				•	••	••	••	••	••	••		
Mais								••	••	••		
Paprika						•	•	•	•	•		
Portulak	•	•	•	•			••	••	••	•	•	•
Radicchio								••	••	••	••	
Rosenkohl	••	••	••							••	••	••
Rucola, Rauke	•	•				••	••	••	••	••	•	•
Spinat	•		•	••	••	••					•	•
Tomaten					•	•	•	•	••	••		
Weißkraut						••	••	••	••	••	••	

>>

Pflanze	Januar	Februar	März	April	Mai	Juni	Juli	August	September	Oktober	November	Dezember
Wirsing	••	••				••	••	••	••	••	••	••
Zucchini					••	••	••	••	••	•		
Fenchel						••	••	••	••	••	••	
Kartoffel						••	••	••	••	••	••	
Karotten						••	••	••	••	••		
Mairübe				•	••	••						
Pastinake	••	••	••						••	••	••	••
Radieschen				•	•	••	••	••	••	••		
Rettich, schwarz	••	••								••	••	••
Rettich, weiß							••	••	••	••		
Rote Beete							••	••	••	••	••	
Schwarzwurzel	••	••	••							••	••	••
Sellerie								••	••	••		
Spargel				••	••	••						
Steckrüben									••	••	••	••
Topinambur									••	••	••	••
Bärlauch				••	••							
Frühlingszwiebel					••	••	••	••	••			
Lauch	••	••	••	••	••	••	••	••	••	••	••	••
Zwiebel							••	••	••	••		

9.4 Tipps für die Nutzung gesunder Lebensmittel im Alltag

Neben der Art der Lebensmittel und den Methoden ihrer Erzeugung spielt natürlich auch ihre Handhabung eine große Rolle für ihren gesundheitlichen Wert: Das nährstoffreichste Biogemüse vom Bauern nebenan nützt Ihnen nichts, wenn Sie es tagelang im Kühlschrank liegen lassen oder durch zu lange Garzeiten „totkochen". Mit unseren Tipps für Einkauf, Lagerung und Zubereitung holen Sie nicht nur das Optimum an Vitalstoffen aus Ihren Nahrungsmitteln, sondern Sie erreichen damit auch höchsten Genuss!

Eine Umstellung von „normaler mitteleuropäischer Zivilisationskost" auf vegetarische oder gar vegane Kost erfordert zunächst kein besonderes Vorgehen und kann ohne größeren Aufwand jederzeit erfolgen. Allerdings geben wir Ihnen folgende Empfehlungen:

- Sie sollten vorher Ihre Absichten mit der Familie und dem Umfeld absprechen.
- Sie sollten sich bewusst werden, welche Kostform zu Ihnen und Ihrem Lebensstil und -plan passt und ob eine Umstellung bei Ihnen auf Dauer funktionieren kann.
- Sie sollten sich darüber klar sein, dass Sie eine vielseitige „vollwertige" Ernährung planen müssen.
- Sie sollten sich informieren, was die gewünschte Ernährungsform und eventuell benötigtes Zubehör kosten, wie ein kräftigerer Mixer oder ein Dörrschrank bei Rohkost.
- Sie müssen sich informieren, wo Sie geeignete Rezepte finden und wo Sie die benötigten frischen und möglichst wenig industriell verarbeiteten Lebensmittel kaufen können
- Sie sollten wissen, wie Sie diese Lebensmittel zubereiten und zusammenstellen und welche Supplemente sinnvoll sind. Dabei hilft Ihnen dieses Buch mit unserer Ernährungspyramide, der Übersicht zu Powerfood und seinen Reifezeiten und dem Portionsrechner.

Außerdem empfiehlt es sich, vor der Umstellung eventuell bestehende Krankheiten optimal zu behandeln, Schadstoffbelastungen soweit wie möglich zu reduzieren und den allgemeinen Stoffwechsel zu optimieren, beispielsweise durch Veränderungen des Lebensstils, durch Förderung der Entgiftungsleistung und durch eine Darmsanierung. Etwaige Mikronährstoff-Defizite sollten auf alle Fälle schnellstmöglich ausgeglichen werden. Lassen Sie sich deshalb vor einer Umstellung unbedingt von einem auf diesem Gebiet erfahrenen Therapeuten untersuchen und beraten.

9.4.1 Einkauf und Lagerung

Alle empfohlenen Lebensmittel sollten Sie möglichst frisch beim Erzeuger oder im Laden Ihres Vertrauens kaufen. Noch besser ist es natürlich, wenn Sie einen Teil selbst anbauen und ernten. Für frische Kräuter brauchen Sie nicht einmal einen Balkon oder gar einen eigenen Garten, denn es reicht ein helles Fensterbrett. Nicht nur aus ökologischen und ethischen Gründen lohnt es sich, Lebensmitteln aus ökologischem Anbau den Vorzug zu geben. Auch Ihre Gesundheit profitiert: Bio-Obst und -Gemüse enthält weniger Pestizide und höhere Anteile an Antioxidanzien und anderen Nährstoffen. Dies hat eine aktuelle Metaanalyse von über 343 Veröffentlichungen aus den Jahren 1992 bis 2011 bestätigt.[370]

Nach dem Einkauf sollten Sie Ihre Lebensmittel möglichst schnell verzehren, denn dann haben sie die beste Qualität und die meisten Inhaltsstoffe. Ansonsten sollten Sie Ihr Obst und Gemüse kühl lagern, mit Ausnahme von kälteempfindlichen Sorten wie Südfrüchten, Tomaten, Gurken oder Kartoffeln.

Viele pflanzliche Lebensmittel eignen sich aber auch gut zum Lagern durch Trocknen, Einkochen (Einwecken), Einmachen, Fermentieren oder Einfrieren. Dann können sie auch außerhalb der Reifezeit ohne größere Verluste an Qualität, Aroma und Geschmack verwendet werden, weil bei der Verarbeitung meist lediglich die Konsistenz verändert wird. Eine Besonderheit stellt das Fermentieren von Kohl, Rüben, Rote Beete, Radieschen und anderen Gemüsesorten in einer Salzlake dar: Als schonende Verarbeitungsform und wegen der Gärung durch Milchsäurebakterien hat fermentiertes Gemüse einen hohen Gehalt an Mikronährstoffen.

Auch beim Einfrieren von pflanzlichen Lebensmitteln oder bei der Verwendung von pflanzlichen Tiefkühlprodukten kommt es über einen längeren Zeitraum kaum zu Verlusten an essenziellen Mikronährstoffen. Tiefkühlkost kann also als mögliche Alternative zur Versorgung mit frischer Ware in Erwägung gezogen werden, solange die jeweiligen Lebensmittelquellen aus nachhaltigem Anbau stammen und die geforderten Qualitätsstandards eingehalten werden.

9.4.2   Das Zubereiten

Gesunde Ernährung stellt auch Anforderungen an die Verarbeitung der verwendeten Lebensmittel im Haushalt. Dazu zählen das schonende Reinigen und Zerkleinern der Lebensmittel, um möglichst viele der gesunden Nährstoffe zu erhalten. Auch der anschließende Verarbeitungs- und Kochprozess sollte sanft ablaufen. Für eine möglichst effektive Zubereitung Ihrer gesunden Kost genügt es, einige einfache Regeln zu beachten:

- Verarbeiten Sie Lebensmittel möglichst erst unmittelbar vor dem Verzehr.
- Waschen Sie Obst und Gemüse unzerkleinert und zügig im stehenden Wasser, beispielsweise in einer Schüssel, und lassen Sie es nicht länger im Wasser liegen, denn Nährstoffe waschen sich aus.
- Zerkleinern Sie es erst nach dem Waschen, und zwar nur grob. Salate besser schneiden statt rupfen, weil dann an den Trennschnitten die Oberfläche kleiner ist: Das verringert Nährstoffverluste und Oxidationsprozesse. Schälen Sie nur, wenn es wirklich nötig ist, etwa bei Kartoffeln, und dann nur dünn, weil sich bei vielen Sorten die Nährstoffe unter der Schale konzentrieren.
- Wählen Sie sanfte Garmethoden wie Dämpfen, Dünsten, Schmoren oder verwenden Sie einen Wok.
- Halten Sie die Garzeiten kurz, wählen Sie die richtige Gartemperatur.

- Salzen Sie mit Jodsalz.
- Verwenden Sie hochwertige, kalt gepresste native Pflanzenöle für die kalte Küche, zum schonenden Dünsten und Garen Olivenöl oder Rapsöl und für höhere Temperaturen sogenannte High Oleic Öle mit hohem Anteil an Ölsäure aus speziellen Züchtungen.
- Vermeiden oder reduzieren Sie Frittieren und scharf Anbraten.
- Halten Sie Speisereste nicht lange warm, sondern stellen Sie diese bis zum Wiederaufwärmen kühl. Oder frieren Sie nach dem Kochen einzelne Portionen ein, die Sie bei Bedarf erwärmen.
- Hülsenfrüchte vor dem Verzehr fermentieren oder einweichen, dann garen beziehungsweise kochen. Das Einweichwasser sollte weggeschüttet werden, das Kochwasser kann man verwenden. Ausnahmen sind Lima- und Urdbohnen, bei denen wegen ihres Blausäuregehalts Einweich- und Kochwasser weggeschüttet werden müssen.[371]

Auch wie Sie essen, ist wichtig

Damit die guten Nährstoffe aus Ihrem Essen auch im Körper ankommen, müssen Ihr Darmtrakt und Ihre Verdauung einwandfrei funktionieren. Das tun sie zum Beispiel nicht im Stress, denn dann stehen andere körperliche Reaktionen im Vordergrund.

Deshalb beachten Sie beim Essen Folgendes:

- Nehmen Sie sich Zeit für die Mahlzeiten und setzen Sie sich dabei.
- Essen Sie regelmäßig, am besten morgens, mittags und abends und essen Sie bevorzugt zusammen mit anderen Menschen, denn auch das fördert Ihre Gesundheit.

>>

- Essen Sie langsam und bewusst. Kauen Sie gut, denn dabei setzt Ihr Körper die ersten Verdauungsenzyme bereits im Mund frei.
- Genießen Sie Essen und Trinken.

Auf einen Blick: Grundsätze für eine vegetarische oder vegane Ernährungsweise

- Nachhaltigkeit und soweit möglich Lebensmittel aus ökologischer Landwirtschaft
- saisonale Kost
- regionale Ernährung ohne lange Transportwege
- frische Lebensmittel
- schonend zubereitete Nahrungsmittel
- Vermeidung industriell verarbeiteter Lebensmittel, besonders auch bei Austauschprodukten für tierische Nahrungsmittel
- Vermeidung von importiertem, fragwürdigem „Superfood", soweit möglich
- Ernährungsplanung mit Ernährungsbausteinen für den Einsatz aller essenziellen Lebensmittel (zum Beispiel an Hand der Ernährungspyramide mit Portionsempfehlungen)
- Abwechslung in der Auswahl der Lebensmittel
- Supplementierung von fehlenden Mikronährstoffen, soweit nötig
- Genuss und Freude am Essen

9.4.3 Pflanzliche Ernährung ganz praktisch – am Beispiel von Irene Epple-Waigel

Ich werde ständig gefragt, ob sich meine ganze Familie – so wie ich – vegetarisch mit viel Rohkost ernährt. Die Antwort ist: Nein. Wenn ich koche, gibt es entweder ein vegetarisches oder veganes Gericht, das allen schmeckt – zum Glück mögen alle Gemüse, Salat und Mehlspeisen –, oder ein Fleischgericht für meine Familie und eine vegetarische oder vegane Variante für mich. Ich habe kein Problem damit, wenn mein Mann oder mein Sohn zu Hause Wurst oder ein Stück Fleisch vom Grill essen. Selber Fleisch zuzubereiten, fällt mir allerdings zunehmend schwerer. Meine Familie respektiert das. Jeder lässt den anderen einfach essen, wie er möchte. Gefreut hat es mich aber schon, als mein Mann anfing, meine grünen Smoothies zu probieren.

Konkret sieht mein Speiseplan normalerweise so aus:

Frühstück: Meine **Müslimischung** eignet sich wunderbar zum Mitnehmen auf Berghütten, ins Hotel, ja sogar kürzlich zu einem mehrwöchigen medizinischen Einsatz in Afrika. Sie besteht vorwiegend aus rohen, nur bis 42 Grad getrockneten Zutaten – dann bleiben deutlich mehr Vitalstoffe erhalten als bei höheren Temperaturen – und bildet eine ideale Grundlage für den ganzen Tag.

Je nach Laune und Verfügbarkeit mische ich:

- Getreideflocken oder -mehle (aus Hirse, Hafer, Reiskleie, Kastanien u. ä.)
- proteinreiche Mehle oder Pulver (wie Süßlupinenmehl, Hanfproteinpulver, Mandelmehl)
- Nüsse und Samen (Mandeln, Haselnüsse, Walnüsse, Leinsamen, Sesam, Pinienkerne, Hanfsamen ...)
- getrocknete Beeren (Aronia, Berberitzen ...)
- Karob- oder Kakaopulver

- Gewürze (Zimt, Chili, Ingwer, Kurkuma, Pfeffer)
- Hagebuttenpulver

Ich rühre die Müslimischung mit veganer Milch und/oder Joghurt (vorzugsweise aus Nussmilch) zu einem Brei an, lasse ihn einige Minuten ziehen und gebe am Schluss noch frische Früchte hinzu. Manchmal ergänze ich noch gekeimte Sprossen, beispielsweise aus Buchweizen oder Amaranth.

Brot esse ich selten mehr als eine Portion, vorzugsweise Vollkornbrote aus Urgetreide oder Rohkostkräcker. Mit paranusshaltigen Rohkostprodukten bin ich nach der „Beinahe-Vergiftung" mit Selen allerdings mittlerweile wesentlich vorsichtiger.

Für süße **Brotaufstriche** bevorzuge ich Nussmus oder Marmeladen in Rohkostqualität. Für einen deftigen Aufstrich geht für mich nichts über ein selbstgemachtes Pesto mit Wildkräutern aus dem eigenen Garten in Olivenöl in „Extra vergine"-Qualität, das dem deutschen Nativen Olivenöl Extra entspricht.

Mittag- und Abendessen: Mittags und/oder abends gibt es Gemüse, Hülsenfrüchte, gelegentlich Tofu, dazu Kartoffeln, Vollkornnudeln oder ungeschälten Reis und natürlich Salat. Frische Kräuter und Gewürze wie Chili, Ingwer, Kurkuma oder Pfeffer dürfen bei keiner Mahlzeit fehlen. Nur noch selten koche ich für mich eine Eierspeise oder ein Gericht mit Käse wie Allgäuer Kässpatzen.

Sport: Während längerer sportlicher Aktivitäten über mehrere Stunden habe ich Rohkostriegel, Protein-Kohlenhydrat-Gels und isotonische Getränke dabei. Nach dem Sport nehme ich meistens einen eiweißreichen Shake mit Erbsenproteinpulver, Reisproteinpulver und Mandelmehl zu mir.

Kuchen und Schokolade: Da ich für mein Leben gerne Kuchen esse, „backe" ich mir manchmal einen „Rohkostkuchen". Der Boden besteht aus gehackten Nüssen und Datteln, der Belag aus pürierten Früchten, Mandelmus und Flohsamenschalen. Dieses „Gebäck" erinnert ein wenig an Käsekuchen, ist im Nu fertig und schmeckt köstlich. Trotz alledem kann ich einem Rhabarberkuchen oder Nusszopf meiner Mutter einfach nicht widerstehen. Sie sind natürlich nicht vegan.

Genauso wenig sage ich zu Schokolade Nein. Eine ernährungsphysiologisch günstigere Variante, die noch dazu leicht selbst hergestellt werden kann, ist Schokolade aus rohen Zutaten, beispielsweise aus Kakaobutter, Kakaopulver, Nussmus und einem Süßungsmittel wie Apfeldicksaft oder Stevia.

Getränke: Zum Frühstück trinke ich gerne grünen Tee mit Zitrone oder Cappuccino. Zum Aufschäumen nehme ich entweder mit Kalzium angereicherte vegane Milch oder selbstgemixte Mandelmilch aus weißem Mandelmus mit Wasser. Sonst trinke ich stilles Wasser und Kräutertees.

Mehrmals wöchentlich bereite ich frische grüne Smoothies aus Wildkräutern, Obst und Wasser zu. Ich verwende sie fast täglich und auch als Zwischenmahlzeiten. Auf Reisen rühre ich mir als „grünes Getränk" Getreidegraspulver mit Wasser oder Fruchtsaft an.

Öle: Meine Favoriten für die kalte Küche sind Olivenöl, Rapsöl, Leinöl, Hanföl oder Walnussöl. Zum Braten verwende ich am liebsten hoch erhitzbare Pflanzenöle.

Nahrungsergänzungsmittel:
- Vitamin B_{12}* in Form von Tabletten, die im Mund zergehen, und Zahnpasta und weitere B-Vitamine
- Vitamin D* in Kombination mit Vitamin K_2
- Mikroalgenöl
- Magnesium
- Kalzium in angereicherter pflanzlicher Milch
- Zink*, Selen*, Eisen*, Jod*
  * Die Werte lasse ich etwa halbjährlich im Labor kontrollieren.

- Coenzym Q10, Carnitin bei sportlicher Aktivität
- vegane „Arthrosemittel" wie Glucosamin, MSM (Methylsulfonylmethan), Kieselsäure (beispielsweise Ackerschachtelhalmextrakt), Weihrauch, Kurkuma

Seit der Arbeit an diesem Buch und durch die Anregungen von Udo Böhm achte ich viel mehr als früher darauf, möglichst saisonale Lebensmittel aus der Region einzukaufen. Mitunter lohnt sich die Mühe, nach Alternativen aus heimischem Anbau zu importierten Nahrungsmitteln zu suchen. Ich habe beispielsweise bei verschiedenen Anbietern Gerstengraspulver aus deutschem und Amaranth aus österreichischem Anbau ausfindig gemacht. Wenn möglich, kaufe ich Biolebensmittel von Bauern aus der näheren Umgebung ein.

9.5 Supplementieren – aber richtig

Wie in diesem Buch wiederholt dargestellt, müssen immer dann, wenn eine ausgewogene Nährstoffzufuhr durch die Nahrung auf längere Sicht nicht möglich ist, die betroffenen Nährstoffe über Supplemente ergänzt werden. Dies wird gerade auch in zivilisierten Ländern im Alltag vermehrt der Fall sein, vor allem im Rahmen einer hochgradig industriell beeinflussten, einseitigen und unausgewogenen „westlichen Standardernährung", bei vielen Erkrankungen (insbesondere bei Erkrankungen des Magen-Darm-Trakts mit Resorptionsstörungen), aber auch bei allen bewusst einschränkenden Ernährungsformen (zu denen auch vegetarische und vegane Ernährung zählen).

Im Kapitel „Kritische Mikronährstoffe" (ab Seite 112 ff.) wurden die wichtigsten „Risikosubstanzen" für Vegetarier und Veganer ausführlich dargestellt. Im Folgenden bieten wir Ihnen diese Stoffe noch einmal im Überblick. Dabei haben wir das Risiko eines Mangels und die Notwendigkeit einer Supplementierung gekennzeichnet. So bedeuten „x" ein geringeres,

„xx" ein hohes, „xxx" ein sehr hohes Mangelrisiko. In der Realität hängt es natürlich stark davon ab, wie vielfältig Sie sich ernähren. Die Tabelle enthält Dosierungsvorschläge für die Prävention und für eine höherdosierte Therapie bei Mangel oder bei erhöhtem Bedarf. Die Angaben gelten für die Gesamtzufuhr aus Nahrung und Supplementen pro Tag.

Kritische Nährstoffe ergänzen

Substanz	Wertigkeit	Dosierung präventiv*	Dosierung bei Mangel (bzw. bei erhöhtem Bedarf)**
Vitamin B$_{12}$	xxx	3 µg	0,5–2 mg
Vitamin B$_2$	x	1,0–1,4 mg	7,5–100 mg
Vitamin B$_3$	x	11–16 mg	50–3.000 mg
Vitamin B$_6$	x	1,2–1,5 mg	4–200 mg
Vitamin D	xxx	20 µg (800 IE)	25 µg und mehr (1.000 IE und mehr)
Vitamin K$_2$	xxx	50–100 µg	100 µg und mehr
Eisen	xxx	10–15 mg	60–100 mg
Kalzium	x	1 g	1 g
Selen	xx	60–70 µg	70–200 µg
Zink	xx	7–10 mg	10–50 mg
Jod	(xxx)	180–200 µg	200–500 µg
EPA und DHA im Verhältnis von ca. 1:1	xxx	0,5–1,0 g***	1–6 g
Essenzielle Aminosäuren	x	10–14 g***	10–14 g
Kreatin	x	2 g***	2–5 g
L-Carnitin	x	50–100 mg***	100–3.500 mg

* Die Dosierung „präventiv" entspricht den D-A-CH-Referenzwerten für die Nährstoffzufuhr für Erwachsene (außer Schwangerschaft und Stillzeit).[372–373]   ** Erfahrungswerte aus der Orthomolekularmedizin   *** siehe Kapitel „Kritische Mikronährstoffe"

IE = Internationale Einheiten: 1 µg Vitamin D entspricht 40 IE.

9.5.1 Wann sollen welche Nährstoffe supplementiert werden?

Der Nachweis von Mikronährstoffmängeln und die Kontrolle der Supplementierung sollten immer durch einen erfahrenen Therapeuten und mittels Laboruntersuchungen erfolgen (siehe Seite 156 ff.).

Da auch eine optimal geplante vegane oder vegetarische Kost den Mikronährstoffbedarf nicht in jedem Fall decken kann, müssen wir nach unseren bisherigen Erfahrungen allen gesundheitsbewussten Vegetariern und Veganern vorbeugend eine möglichst individuell niedrig dosierte Supplementierung (unter Laborkontrolle) der oben genannten mangelgefährdeten Substanzen empfehlen. Das sind vor allem das Vitamin B_{12}, die Omega-3-Fettsäuren EPA und DHA, Vitamin D, Vitamin K_2, Jod, Eisen und Zink, wie es im Kapitel „Kritische Mikronährstoffe" bereits beschrieben wurde.

Üblicherweise sind die unter „Dosierung präventiv" dargestellten Mengen über Nahrungsergänzungsmittel oder notfalls über angereicherte Lebensmittel, die allerdings unbedingt hohen Qualitätsanforderungen genügen müssen, erreichbar.

Bei bereits bestehenden Mangelzuständen oder bei erhöhtem Bedarf an Nährstoffen wie im Leistungssport, in der Schwangerschaft oder bei Krankheiten genügen die für die Prävention angegebenen Mengen nicht. Eine Unterversorgung oder ein Mangel müssen zudem möglichst schnell ausgeglichen werden, um Langzeitschäden vorzubeugen! Es wird deshalb zusätzlich zur Gabe der niedrig dosierten Nahrungsergänzungsmittel eine individuell angepasste Hochdosistherapie mit den betroffenen Substanzen und den in der Spalte „Dosierung bei Mangel" angegebenen Dosierungen notwendig. Zu Beginn bietet sich als Begleitung zu oralen Präparaten wie Kapseln, Tabletten, Tropfen oder Sprays eine parenterale Gabe der betroffenen Stoffe in Form von Injektionen und Infusionen an, um den Mangel tatsächlich schnell und möglichst sicher zu beseitigen.

9.5.2 Welche Qualitätsstandards müssen Präparate erfüllen?

Natürlich ist stets streng darauf zu achten, dass für einen Ersatz von kritischen Nährstoffen nur Präparate Verwendung finden, die hohen Qualitätsstandards entsprechen. So sollten Supplemente so weit wie möglich auf andere Zusatzstoffe wie beispielsweise Farbstoffe verzichten. Für Veganer dürfen sie außerdem keine tierischen Inhaltsstoffe enthalten und auch im Herstellungsprozess sollten soweit möglich keine tierischen Bestandteile verwendet worden sein. Grundsätzlich gilt:

- Algenpräparate können von Veganern problemlos verwendet werden. Zu beachten ist, dass Makroalgen häufig einen sehr hohen Jodgehalt haben.
- Krillöl stellt eine tierische Quelle dar und ist für Veganer nicht geeignet.
- Vitamin D_3 ist häufig tierischen Ursprungs und wird dann aus Lanolin, dem Wollfett von Schafen hergestellt. Es gibt aber auch vegane Vitamin-D_3-Präparate, die aus natürlich wachsenden, Vitamin-D_3-bildenden Flechten gewonnen werden.

Der Markt bietet eine Vielzahl von Präparaten mit einzelnen Substanzen oder mit Mischungen, also Komplexpräparaten, von unterschiedlichsten Herstellern aus dem In- und Ausland. In letzter Zeit sind außerdem vermehrt spezielle Zusammenstellungen für Vegetarier und Veganer entwickelt worden und es gibt für den präventiven Einsatz zunehmend industriell produzierte Lebensmittel und Getränke, die vor allem mit Vitamin B_{12}, Vitamin D, Kalzium sowie den Fettsäuren EPA und DHA angereichert sind. Bei diesen Produkten sind aber Qualität und zugeführte Mengen nicht so genau zu kontrollieren wie bei den Präparaten. Deshalb stellen sie keine gleichwertige Alternative dar.

Wir empfehlen Ihnen, dass Sie sich vor dem Kauf von Supplementen in jedem Fall von Ihrem Therapeuten bezüglich Inhaltsstoffen, Dosierungen und Qualität beraten lassen.

Spezialfall Vitamin B$_{12}$

- Vitamin B$_{12}$ wird für den Gebrauch in Präparaten ausschließlich auf biochemischem Weg hergestellt, ist also vegan, sofern keine tierischen Zusatzstoffe verwendet wurden.
- Falls ein Vitamin-B$_{12}$-Mangelzustand nicht auf die üblicherweise zum Einsatz kommenden Kapseln oder Tabletten oder auf angereicherte Nahrungsmittel anspricht, kann es sinnvoll sein, Vitamin B$_{12}$ als Injektion direkt zuzuführen oder auch in Form von Lutschtabletten, Tropfen oder Sprays über die Schleimhäute. Als zusätzliche Alternativen werden von einigen Autoren eine B$_{12}$-haltige Zahnpasta – deren Aufnahmemengen aber nicht genau kontrollierbar sind – sowie ein im Kapitel B$_{12}$ bereits vorgestelltes Präparat aus Queckenwurzel angegeben.
- Da der Körper Vitamin B$_{12}$ über einen langen Zeitraum speichern kann, ist für Veganer als Alternative zur täglichen Supplementierung kleinerer B$_{12}$-Mengen auch eine kurmäßige Anwendung mit jeweils höheren Dosierungen möglich – wie immer unter Kontrolle der Laborwerte.

>>

>>

- Wichtig bei der Supplementierung von Vitamin B_{12} ist grundsätzlich, dass auch der Bedarf an anderen B-Vitaminen gedeckt ist.

9.5.3 Empfohlene ärztliche Kontrollen

Grundsätzlich bräuchten aus unserer Sicht alle Menschen, die vom Risiko einer Nährstoffunterversorgung oder einer sonstigen Fehlernährung (etwa aufgrund einer zu hohen Zufuhr an Makronährstoffen) betroffen sind, eine objektive Beratung und Betreuung durch einen im Thema erfahrenen Arzt oder Heilpraktiker. So können Unter- und Fehlversorgung am besten vermieden oder behandelt werden. Sie sollten sich bei ihm informieren über:

- die Zusammensetzung einer gesunden Ernährung
- die Verwendung von Präparaten oder angereicherten Nahrungsmitteln sowie
- die Zusammensetzung, Qualität und Dosierung von Präparaten.

Der Therapeut wird mit Ihnen gemeinsam umfassend Ihre Ernährung und Ihren Lebensstil durchleuchten und dies mit einer körperlichen Untersuchung und Labordiagnostik ergänzen (siehe auch Seite 156 ff.). Auf der Basis all dieser Daten wird er Sie ganz persönlich bezüglich des Einsatzes bestimmter Nährstoffe beraten und mit Ihnen bei Bedarf Folge- und Kontrolltermine vereinbaren.

Zur Überdosierung kann es auch kommen,
weil einige, vor allem nicht-europäische Hersteller
ihre Supplemente nicht immer korrekt deklarieren
und weil viele Lebensmittel heute mit
Nährstoffen angereichert werden.

Vorsicht Überdosierung!

Wenn ein Vegetarier oder Veganer wegen seines Risikos für einen Mikronährstoffmangel zu Supplementen oder zu industriell gefertigtem „Novel Food" greift und davon eventuell unkontrolliert größere Mengen verzehrt, kann es ohne Begleitung durch einen erfahrenen Therapeuten durchaus zu Überdosierungen kommen.

Zur Überdosierung kann es auch kommen, weil einige, vor allem nicht-europäische Hersteller ihre Supplemente nicht immer korrekt deklarieren und weil viele Lebensmittel heute mit Nährstoffen angereichert werden.

Vorsicht ist auch geboten bei Paranüssen, die extrem viel Selen enthalten, und bei Makroalgen mit hohen Jodkonzentrationen. Beide Stoffe können bei zu hoher und längerer Anwendung zu Vergiftungen führen, wie es auch im Kapitel „kritische Mikronährstoffe" auf den Seiten 130 ff. beschrieben wird.

Anhang

Quellen- und Literaturverzeichnis

Die Quellenverweise der in diesem Buch aufgeführten Endnoten finden Sie, nach Kapiteln sortiert, auf unserer Website **www.bjvvlinks.de/8039.** Sollte einer der aufgeführten Links fehlerhaft oder nicht mehr abrufbar sein, freuen wir uns über eine Information von Ihnen. Wir aktualisieren den entsprechenden Link dann umgehend. Ebenso können Sie unter dieser Website das Literaturverzeichnis einsehen.

GLOSSAR

A

Adipositas: Fettleibigkeit (schädliches Übergewicht)

Adstringierend: zusammenziehend

Allergene: Substanzen, die eine Überempfindlichkeitsreaktion des Immunsystems (allergische Reaktion) auslösen

Allergie: Bei einer Allergie kommt es zu einer Überempfindlichkeitsreaktion des Immunsystems durch normalerweise harmlose Umweltstoffe, die Allergene, die bereits in sehr geringen Mengen eine Allergie auslösen können.

Antikanzerogen: gegen Krebs

Antinutritiva: Substanzen, die die Verwertung von Nährstoffen einschränken

Antioxidanzien: „Radikalfänger"

antioxidativ: bedeutet „gegen Oxidation" oder „gegen schädliche Radikale"

ATIs = Amylase-Trypsin-Inhibitoren: Eiweißstoffe in glutenhaltigen Getreiden

Autoimmunerkrankung: eine Erkrankung, deren Ursache eine überschießende Reaktion des Immunsystems gegen körpereigenes Gewebe ist

Azidose: Übersäuerung, Störung des Säure-Basenhaushalts mit einem Absinken des ph-Wertes im Blut unter 7,35

B

Ballaststoffe: weitgehend unverdauliche, gesundheitlich wertvolle Nahrungsbestandteile, die zu den Mikronährstoffen zählen

Beta-Oxidation: Abbau von Fettsäuren in den Zellen zur Energiegewinnung

BfR: Bundesinstitut für Risikobewertung

Body-Mass-Index (BMI): Maßzahl, die das Körpergewicht im Verhältnis zur Körpergröße angibt

C

Coenzym Q10: Verbindung aus 2 Aminosäuren (Dipeptid), die der Körper selbst herstellen kann oder die mit der Nahrung zugeführt wird. Es ist wichtig für die Energiegewinnung in den Zellen und wirkt als starkes Antioxidans.

Cofaktor: niedermolekulare Substanz, die zum Ablauf einer biochemischen Reaktion beiträgt

D

D-A-CH-Referenzwerte für die Nährstoffzufuhr: Richtwerte für die Nährstoffzufuhr der deutschsprachigen Ernährungsgesellschaften: Deutsche Gesellschaft für Ernährung (D), Österreichische Gesellschaft für Ernährung (A), Schweizerische Gesellschaft für Ernährung (CH)

Darmepithel: Darmschleimhaut, Zellschicht auf der Innenseite des Darms

DGE: Deutsche Gesellschaft für Ernährung

degenerativ: durch Verschleiß bedingt

Dehydratation: Flüssigkeitsmangel

E

Enzymatische Antioxidanzien: Enzyme, die antioxidative Wirkung haben

Enzyme: Proteine, die als Katalysatoren an biochemische Reaktionen teilnehmen

Essenzielle Aminosäuren: Eiweiß-bestandteile, die der Körper nicht selbst herstellen kann und die mit der Nahrung aufgenommen werden müssen

Essenzielle Nährstoffe: Sie sind lebensnotwendig, weil sie viele wichtige Aufgaben im Stoffwechsel übernehmen.

F

Fermentieren: enzymatische Umwandlung organischer Stoffe durch Mikroorganismen in Säuren oder Alkohol

Ferritin: eine Speicherform von Eisen, die im Blut bestimmt werden kann und die Eisenversorgung anzeigt

FODMAPs = fermentierbare Oligo-, Di-, Monosaccharide und Polyole: Gruppe von Kohlenhydraten und Alkoholen

Freie Radikale: meist schädlich, entstehen bei Prozessen im Körper, bei denen es zu einer Oxidation im Sinne einer Reaktion mit Sauerstoff oder Fetten kommt

Fruktose: Fruchtzucker

Frutarismus: Ernährung ausschließlich mit Pflanzen, die bei der Ernte nicht beschädigt werden, wie Obst, Nüsse, Samen

Funktionelle Ernährungsmedizin: eine Medizin, die sich schwerpunktmäßig mit den niedermolekularen, nicht energieliefernden Stoffen im menschlichen Organismus und deren Funktionen im Stoffwechsel beschäftigt

G

Gastro-Intestinal-Trakt: Magen-Darm-Trakt

Gluteline: Proteine in Getreidesamen, Bestandteile von Gluten

Glykämischer Index (GI): Der glykämische Index ist eine Einheit, mit der man die Effekte von Lebensmitteln auf den Blutzuckerspiegel darstellen kann: Je niedriger der GI ist, umso weniger steigt der Blutzuckerspiegel nach Zufuhr eines Lebensmittels an. Als Referenzwert wird der Wert von Traubenzucker verwendet, der einen GI von 100 hat.

GMO: gentechnisch manipulierte Organismen

H

Hämoglobin: der rote Blutfarbstoff, der den Transport von Sauerstoff im Körper ermöglicht

Histamin: Histamin ist ein Gewebshormon, das im Körper selbst gebildet wird. Es ist an allergischen Erkrankungen beteiligt, wirkt unter anderem gefäßerweiternd und verdauungsfördernd.

Homocystein: Homocystein ist ein Eiweißstoff, der auf natürliche Weise im Organismus entsteht. Zu hohe Werte deuten auf eine Vitamin-B-Unterversorgung hin und gelten als gesundheitlicher Risikofaktor für Herz-Kreislauf- und neurodegenerative Erkrankungen sowie für Osteoporose.

Hypoglykämie: zu wenig Glucose im Blut

Hypokaliämie: zu wenig Kalium im Blut

Hyperurikämie: zu viel Harnsäure im Blut

I

IE: Internationale Einheiten

K

Kachexie: krankhafter Gewichtsverlust, z. B. durch Mangelernährung oder chronische, auszehrende Erkrankungen des Herzens, der Lunge oder Tumorerkrankungen

kardiovaskulär: das Herz- und Gefäßsystem betreffend

Ketogene Diäten: sehr fettreiche, kohlenhydratarme Diäten, wie beispielsweise Paleo- oder Low-Carb-Diäten

Koagulation (medizinisch): Blutgerinnung

Kolonkarzinom: bösartiger Tumor des Grimmdarms (Teil des Dickdarms)

kolorektaler Krebs: bösartiger Tumor des Grimmdarms und Mastdarms (Teile des Dickdarms)

Kontraindikation: Gegenanzeige

Konversion: Umwandlung

Kreatin: Verbindung aus 3 Aminosäuren (Tripeptid), die der Körper selbst herstellen kann oder die mit der Nahrung zugeführt wird. Es ist wichtig als schneller Energieträger (z. B. im Leistungssport).

Kreuzallergie: Allergische Reaktion auf ähnliche allergieauslösende Stoffe in unterschiedlichen Lebensmitteln (wenn beispielsweise ein Birkenpollenallergiker auch auf Soja allergisch reagiert)

L

L-Carnitin: Verbindung aus 2 Aminosäuren(Dipeptid), die der Körper selbst herstellen kann oder die mit der Nahrung zugeführt wird. Es ist wichtig für den Transport von Fettsäuren für die Energiegewinnung und den Transport von Stoffwechselzwischenprodukten

Low-Carb-Diät: Diät mit niedrigem Kohlenhydratanteil

M

Makrobiotik: eine überwiegend vegane Kost mit Getreide, Gemüse, Hülsenfrüchten, Nüssen, Algen und Obst

Makronährstoffe: Nährstoffe, die in großen Mengen benötigt werden (Kohlenhydrate, Fette und Eiweiß)

Malabsorption: gestörte Aufnahme von Nahrungsbestandteilen aus dem Darm

Mannit: Zuckeraustauschstoff

Matrix-Gla-Protein: Eiweiß, das die Verkalkung von Weichteilen und Arterien aufhalten kann und abhängig ist von Vitamin K und Vitamin D

Metaanalyse: ein statistisches Verfahren, um die Ergebnisse verschiedener Studien zu einem Thema quantativ zusammenzufassen und zu bewerten

Metabolismus: Stoffwechsel

Mikronährstoffe: Nährstoffe, die nur in sehr kleine Mengenbenötigt werden; sie sind zum größten Teil essenziell, das heißt lebensnotwendig, weil sie viele wichtige Aufgaben im Stoffwechsel übernehmen.

Morbus Basedow: Autoimmunerkrankung der Schilddrüse, die mit einer Schilddrüsenüberfunktion einhergeht

N

Nahrungsmittelunverträglichkeiten: Bei Nahrungsmittelunverträglichkeiten treten nach Aufnahme bestimmter Lebensmittel oder bestimmter Inhaltsstoffe dieser Lebensmittel gesundheitliche Beschwerden auf. Ursachen sind vor allem angeborene oder erworbene Enzymdefekte,

Enzymmangel, Darmfunktionsstörungen, bei industrieller Verarbeitung zugesetzte Stoffe, immunologische Störungen, Mißverhältnisse zwischen Zufuhr und Abbau von Lebensmittelinhaltsstoffen sowie Allergien. Nahrungsmittelunverträglichkeiten äußern sich als Nahrungsmittelüberempfindlichkeiten, Nahrungsmittelintoleranzen oder Nahrungsmittelallergien.

neurodegenerativ: den Verfall des Nervensystems betreffend

Novel Food: neuartige, bislang nicht verbreitete Lebensmittel

O

Omega-3-Fettsäuren: mehrfach ungesättigte, langkettige Fettsäuren mit hohem gesundheitlichen Nutzen. Dazu zählen Alpha-Linolensäure (ALA), Docosahexaensäure (DHA) und Eicosapentaensäure (EPA).

Omega-6-Fettsäuren: mehrfach ungesättigte, langkettige Fettsäuren. Dazu zählen die mehrheitlich gesundheitsdienlichen Stoffe Gamma-Linolensäure und Linolsäure sowie die entzündungsfördernde Arachidonsäure.

Omnivore: „Allesfresser"

Orthomolekulare Medizin: „Orthomolekulare Medizin ist die Erhaltung guter Gesundheit und die Behandlung von Krankheiten durch Veränderung der Konzentration von

Substanzen im menschlichen Körper, die normalerweise im Körper vorhanden und für die Gesundheit erforderlich sind." (Linus Pauling)

Osteocalcin: Eiweiß, das die Knochenmineralisation fördern kann und abhängig ist von Vitamin K und Vitamin D

Osteoporose: Erkrankung mit Verminderung der Knochendichte, die zu schwerwiegenden Folgeerscheinungen führt (z. B. Knochenbrüchen, Wirbelbrüchen)

Oxidation: Bei der Oxidation handelt es sich um eine chemische Reaktion, während der ein zu oxidierender Stoff (wie Wasserstoff) Elektronen abgibt, die ein anderer Stoff (wie Sauerstoff) aufnehmen kann, der auch als Oxidationsmittel bezeichnet wird.

P

Paleo-Diät: Steinzeitdiät

Parameter: kennzeichnende Größe (z. B. werden Laborwerte auch als Laborparameter bezeichnet)

parenteral: Verabreichung von Substanzen über eine Infusion unter Umgehung des Magen-Darm-Trakts

Perzentile: Maß für die Einschätzung der Entwicklung von Körpergröße und/oder Körpergewicht von Kindern und Jugendlichen in Bezug auf die Werte von Gleichaltrigen. Liegt beispielsweise die Körpergröße eines Kindes auf der 10.

Perzentile, bedeutet dies, dass 90 % der Kinder seines Alters und Geschlechts größer sind und 10 % kleiner.

Plasma: flüssiger Bestandteil des Blutes

Prebiotika: nicht verdaubare Nahrungsbestandteile, die das Wachstum und/oder die Aktivität einer oder mehrerer Bakterienarten im Darm günstig beeinflussen

Primärprävention: Maßnahmen zur Verhinderung von Krankheiten bei Menschen ohne erkennbare Risikofaktoren für bestimmte Krankheiten

Probiotika: lebensfähige Mikroorganismen (Bakterien, Hefen) in Nahrungsmitteln

Prolamine: Proteine in Getreidesamen, Bestandteile von Gluten

Purine: Vorläufersubstanzen der Harnsäure

R

Resorption: Aufnahme von Stoffen in Zellen oder ins Gewebe

Restriktion: Beschränkung

Rückresorption: erneutes Aufnehmen von bereits ausgeschiedenen Substanzen, beispielsweise aus der Galle im Darm oder aus dem Harn in der Niere

S

Screening: eine an einer großen Anzahl von Personen in der gleichen Weise durchgeführte Untersuchung zur Früherkennung von Erkrankungen

Sekundäre Pflanzenstoffe: verschiedenste hocheffektive und gesundheitsfördernde Wirkstoffe in Pflanzen wie Terpene, Sulfide, Glucosinolate, Saponine, Phytosterine und Polyphenole

Sekundärprävention: Maßnahmen zur Verhinderung von Krankheiten bei Menschen mit Risikofaktoren wie Übergewicht, Untergewicht und Nikotinmissbrauch oder mit bereits überstandenen Krankheiten in der Vergangenheit wie nach Herzinfarkt oder Krebs

Serum: flüssiger Bestandteil des Blutes nach der Gerinnung

Sorbit: Zuckeraustauschstoff

Supplement: Nahrungsergänzungsmittel

Supplementierung (oder Supplementation): gezielte und ergänzende Aufnahme von Nährstoffen

T

Taille-Hüft-Quotient (Waist-to-hip-ratio = WHR): Quotient aus Taillenumfang in cm und Hüftumfang in cm, ein Maß für die Fettverteilung im Körper

Traditionelle mediterrane Ernährung (TME): Eine vollwertige, abwechslungsreiche und regionale Kost im Mittelmeerraum mit viel Gemüse, Früchten, Getreide, Bohnen, Nüssen und

Olivenöl und einer moderaten Ergänzung an Fisch, weißem Fleisch, Honig, Eiern, Milchprodukten und Alkohol.

Transfettsäuren: Fettsäuren, die vor allem bei der industriellen Härtung von Pflanzenfetten entstehen und in vielen Fertiggerichten enthalten sind

Triglyceride: Sogenannte „Neutralfette", die aus einem Glycerin-Molekül bestehen, das mit drei Fettsäuren verknüpft ist. Sie sind Bestandteil der Nahrungsfette und können im Blut bestimmt werden.

Triglyceride, mittelkettig: werden aus Kokosöl oder aus Palmöl industriell gewonnen und enthalten gesättigte Fettsäuren

V

VEBU: Vegetarierbund Deutschland e. V.

Vitamin-B$_{12}$-Analoga: nicht verwertbare, dem Vitamin B$_{12}$ ähnliche Verbindungen

Vollblut: enthält alle Blutbestandteile

Z

Zink-Phytat-Komplex: chemische Verbindung aus Zink und Phytinsäure

DANK

Von vielen Seiten haben wir Unterstützung bei der Erstellung dieses Buches erhalten. Dafür sind wir zu großem Dank verpflichtet.

Wir danken Herrn Professor Dr. Berthold Koletzko für die wissenschaftlichen Ratschläge zum Thema vegetarische/vegane Ernährung im frühen Lebensalter, für die er trotz seiner hohen Belastungen als Wissenschaftler und Pädiater immer Zeit fand, und wir danken allen anderen Helfern, die uns mit hilfreichen Informationen und mit ihrem Fachwissen bei diesem doch kontrovers diskutierten Thema unterstützt haben.

Hier nennen wir Frau Dr. Ina Schicker, die uns für das Thema Pyrrolizidinalkaloide sensibilisiert hat und Herrn Joseph Wilhelm und seine Mitarbeiter, die uns Hinweise zur Regionalität von Lebensmitteln und zu Nährstoffdatenbanken gaben.

Insbesondere danken wir Herrn Ralf Joest und seinen Verlagsmitarbeitern für die Aufgeschlossenheit, sich dem Thema dieses Buches zu nähern und für die Geduld bei der Erstellung des Manuskripts.

Viel Geduld brachten auch unsere Familien und insbesondere unsere Ehepartner auf. Sie haben unsere fast drei Jahre dauernde intensive Arbeit mitgetragen und unterstützt. Wir wissen das sehr zu schätzen.

IMPRESSUM

Originalausgabe
Becker Joest Volk Verlag GmbH & Co. KG
Bahnhofsallee 5, 40721 Hilden, Deutschland
© 2017 – alle Rechte vorbehalten
1. Auflage September 2017

ISBN 978-3-95453-143-1

Autoren: Dr. med. Udo Böhm, Dr. med. Irene Epple-Waigel
Projektleitung: Katerina Stegemann, Johanna Hänichen
Typografische Konzeption, Layout, Satz: Dipl.-Des. Anne Krause
Umschlaggestaltung: Justyna Krzyżanowska
Lektorat: Ulrike Schöber
Korrektorat: Makro Chroma Joest & Volk OHG, Werbeagentur
Druck: Firmengruppe Appl, aprinta druck GmbH

**BECKER
JOEST
VOLK
VERLAG**
www.bjvv.de